L'infirmier

en Urologie

Le Guide Complet

ALEXANDRE CAREWELL

Table des matières

« En Urologie, notre mission dépasse le simple traitement des organes ; nous redonnons qualité de vie et dignité aux patients. »

Chapitre 1 :
INTRODUCTION À L'UROLOGIE

Définition et importance de l'urologie

L'urologie, du grec "ouron" signifiant urine et "logos" signifiant étude, est la spécialité médicale dédiée à l'étude, au diagnostic et au traitement des maladies touchant les voies urinaires des hommes et des femmes, ainsi que le système reproducteur masculin. Ce champ englobe des organes aussi variés que les reins, les uretères, la vessie, l'urètre, ainsi que la prostate, les testicules et le pénis chez l'homme.

Au-delà de cette définition purement anatomique, l'urologie revêt une importance majeure dans le panorama médical. Premièrement, de nombreuses pathologies urologiques sont fréquentes et peuvent toucher des personnes de tous âges, des infections urinaires courantes chez la femme, aux hypertrophies prostatiques chez les hommes d'âge avancé. Leur prévalence fait de l'urologie un pilier de la médecine contemporaine.

Deuxièmement, l'urologie est à la croisée des chemins entre la médecine et la chirurgie. Un urologue est souvent à la fois médecin, chirurgien et parfois même oncologue, traitant des cancers urologiques comme le cancer de la prostate. Cette polyvalence fait de l'urologie une discipline exigeante mais aussi extrêmement gratifiante, offrant une vision holistique du patient.

Troisièmement, la dimension préventive est centrale en urologie. L'éducation sur les bonnes pratiques d'hygiène de vie, la prévention des infections urinaires ou encore le dépistage des cancers urologiques sont autant d'aspects préventifs cruciaux pour maintenir une population en bonne santé.

Enfin, il est crucial de souligner l'importance psychologique et sociale de l'urologie. Beaucoup de troubles urologiques, qu'ils soient fonctionnels comme l'incontinence ou organiques comme les cancers, ont un impact profond sur la qualité de vie, la dignité et l'estime de soi des patients. Le rôle de l'urologue, et par extension de l'infirmier en urologie, va donc bien au-delà de la simple prise en charge médicale; il s'étend à la prise en charge globale du patient, à l'écoute de ses préoccupations et à l'accompagnement dans son parcours de soins.

L'urologie, par sa complexité et son importance, représente donc un champ fascinant, en constante évolution, exigeant non seulement une excellente maîtrise technique et théorique, mais aussi une grande humanité et empathie pour accompagner au mieux les patients.

Histoire et évolution de l'urologie

L'histoire de l'urologie est aussi ancienne que celle de la médecine elle-même. Des civilisations antiques à notre ère moderne, l'urologie a toujours été un champ d'intérêt pour les praticiens, évoluant au gré des avancées scientifiques, technologiques et sociétales.

Les premières traces d'interventions urologiques remontent à l'Égypte ancienne, où des papyrus, tels que le papyrus d'Ebers datant de 1600 avant J.-C., font mention de traitements pour des troubles urinaires. Les civilisations grecques et romaines ont également apporté leur contribution, avec des figures emblématiques telles qu'Hippocrate qui ont jeté les bases éthiques de la pratique médicale.

Au Moyen Âge, avec le déclin de l'Empire romain, de nombreuses connaissances médicales ont été perdues en Europe, mais elles ont été préservées et développées dans le monde islamique. Des médecins comme Avicenne ont écrit des traités médicaux qui traitaient de pathologies urologiques.

L'époque de la Renaissance a vu un renouveau de l'intérêt pour les sciences et la médecine en Europe. L'anatomie est devenue un sujet d'étude majeur, et des dissections humaines ont été réalisées, jetant les bases d'une meilleure compréhension de la physiologie humaine. Cela a ouvert la voie à des avancées chirurgicales en urologie.

Cependant, c'est véritablement au XIXe siècle, avec l'avènement de l'asepsie et de l'anesthésie, que l'urologie a pris son envol en tant que spécialité à part entière. Les chirurgiens ont commencé à effectuer des procédures plus complexes avec des taux de réussite plus élevés.

Le XXe siècle a vu une explosion des innovations en urologie. L'apparition de la cystoscopie, permettant d'examiner l'intérieur de la vessie, a marqué un tournant majeur. Plus tard, avec l'évolution de la technologie, la lithotripsie extracorporelle a révolutionné le traitement des calculs rénaux, rendant inutiles de nombreuses chirurgies invasives. L'avènement de la robotique en chirurgie urologique, en particulier avec le système da Vinci, a rendu possibles des interventions plus précises et moins invasives.

Parallèlement aux avancées technologiques, il y a eu une prise de conscience croissante de l'importance de l'aspect psychosocial de la prise en charge urologique. L'impact des maladies urologiques sur la qualité de vie a été reconnu, et une approche plus holistique de la prise en charge des patients a été adoptée.

Aujourd'hui, l'urologie est une spécialité riche et diversifiée, en constante évolution. Elle intègre des innovations technologiques, tout en restant profondément ancrée dans son héritage historique, toujours avec un objectif fondamental : améliorer la qualité de vie des patients.

Les pathologies courantes traitées en urologie

L'urologie couvre un spectre vaste et diversifié de maladies, allant des infections simples à des affections malignes nécessitant des interventions complexes. Ces pathologies affectent à la fois les hommes et les femmes, touchant des patients de tous âges. Voici une exploration approfondie de certaines de ces pathologies courantes.

1. Les infections urinaires (IU) : Ces infections peuvent affecter n'importe quelle partie du système urinaire, des reins (pyélonéphrite) à la vessie (cystite) ou à l'urètre (urétrite). Elles sont particulièrement fréquentes chez les femmes, bien que les hommes puissent également être touchés. Les symptômes courants comprennent une douleur ou une sensation de brûlure lors de la miction, une envie fréquente d'uriner et parfois la présence de sang dans l'urine.

2. L'hypertrophie bénigne de la prostate (HBP) : Exclusivement masculine, cette affection est caractérisée par une augmentation non cancéreuse de la taille de la prostate. Elle peut entraîner des symptômes tels que des difficultés à uriner, une miction fréquente, voire une rétention urinaire aiguë.

3. Les calculs rénaux : Ces formations solides, qui se développent dans les reins, peuvent descendre dans les voies urinaires, provoquant une douleur intense. Ils sont souvent associés à des facteurs diététiques et métaboliques.

4. Les cancers urologiques : Il existe plusieurs types de cancers dans cette catégorie, notamment le cancer de la prostate, le cancer de la vessie, le cancer du rein et le cancer du testicule. Chaque type a ses propres symptômes, facteurs de risque et protocoles de traitement.

5. L'incontinence urinaire : Cette perte involontaire d'urine peut être due à de nombreux facteurs, tels que le stress, une affection sous-jacente ou une chirurgie antérieure. Elle peut avoir des impacts majeurs sur la qualité de vie du patient.

6. Les troubles de la fonction sexuelle : En urologie, on traite couramment des problèmes tels que la dysfonction érectile, l'éjaculation prématurée ou le priapisme (érection prolongée et douloureuse).

7. Les infections génitales : Cela comprend des affections comme l'orchite (inflammation des testicules), l'épididymite (inflammation de l'épididyme) ou les infections sexuellement transmissibles affectant le système urogénital.

8. Les malformations congénitales : Des conditions comme l'hypospadias (où l'ouverture de l'urètre est située sous le pénis) ou les malformations rénales peuvent nécessiter une prise en charge urologique dès la naissance.

9. Les traumatismes du système urogénital : Les accidents, les blessures sportives ou d'autres formes de traumatismes peuvent entraîner des lésions des reins, de la vessie, de l'urètre ou des organes génitaux, nécessitant une intervention urologique.

Chacune de ces pathologies requiert une approche diagnostique spécifique, une gestion clinique et, souvent, une prise en charge chirurgicale. L'urologie, en tant que spécialité, est bien équipée pour gérer ces affections, en mettant l'accent sur l'amélioration de la qualité de vie du patient et la résolution des symptômes.

L'importance de l'infirmier en urologie

Au cœur du système de soins, l'infirmier joue un rôle pivot dans le parcours thérapeutique du patient urologique. Bien plus qu'un simple exécutant de tâches cliniques, l'infirmier en urologie est le maillon essentiel qui assure la continuité des soins, le bien-être du patient et l'efficacité du traitement. Explorons ensemble l'importance de cette profession dans le domaine de l'urologie.

1. Expertise clinique : L'infirmier en urologie possède une connaissance approfondie des pathologies urologiques, des techniques de diagnostic, des traitements et des protocoles post-opératoires. Qu'il s'agisse d'assister à une chirurgie, de réaliser des soins post-opératoires ou d'administrer des médicaments spécifiques, son expertise garantit la sécurité et l'efficacité des soins.

2. Communication avec le patient : Souvent, l'infirmier est le premier point de contact pour le patient. Il recueille les antécédents médicaux, explique les procédures et rassure le patient. Sa capacité à communiquer efficacement, à écouter et à comprendre les préoccupations du patient est essentielle pour établir une relation de confiance.

3. Éducation du patient : L'infirmier joue un rôle crucial dans l'éducation des patients sur leur condition, les traitements disponibles, la prévention des infections ou les habitudes de vie à adopter. Cette éducation est centrale pour permettre au patient de prendre en main sa santé.

4. Lien entre le patient et l'équipe médicale : L'infirmier est souvent le trait d'union entre le patient et l'équipe médicale. Il veille à ce que les informations circulent correctement entre les différents intervenants, garantissant ainsi une prise en charge coordonnée et holistique.

5. Soutien émotionnel : Face à un diagnostic urologique, le patient peut ressentir de l'anxiété, de la peur ou de l'incertitude. L'infirmier offre un soutien émotionnel, une écoute bienveillante, et peut orienter le patient vers d'autres professionnels si nécessaire.

6. Gestion des urgences : Dans le domaine de l'urologie, certaines situations peuvent rapidement devenir critiques, comme une rétention urinaire aiguë ou une hémorragie post-opératoire. L'infirmier est formé pour réagir rapidement et efficacement à ces situations, en prenant les mesures appropriées ou en alertant le médecin en charge.

7. Recherche et développement : De nombreux infirmiers s'impliquent également dans la recherche clinique, contribuant à l'évolution des pratiques, à la découverte de nouveaux traitements ou à l'amélioration des protocoles existants.

8. Ethique et déontologie : L'infirmier en urologie, tout comme dans d'autres spécialités, est guidé par des principes éthiques forts, garantissant le respect, la dignité et l'autonomie du patient à chaque étape de sa prise en charge.

En somme, l'infirmier en urologie est un pilier central du système de santé. Il allie compétence technique, sensibilité humaine et expertise clinique pour garantir une prise en charge optimale du patient urologique. Sa présence et son action sont essentielles pour la réussite des traitements et le bien-être des patients.

Chapitre 2 :
LES BASES DE L'ANATOMIE
ET DE LA PHYSIOLOGIE

Le système urinaire :
Anatomie détaillée

Le système urinaire, également appelé appareil urinaire, joue un rôle essentiel dans l'équilibre homéostatique du corps. Il est responsable de la filtration du sang, de l'excrétion des déchets métaboliques et de la régulation des niveaux d'électrolytes et de fluides. Pénétrons dans l'univers complexe de cet appareil pour comprendre son anatomie en détail.

1. Les reins :
   • **Situation et forme :** Les reins sont deux organes en forme de haricot situés de part et d'autre de la colonne vertébrale, juste en dessous de la cage thoracique. Leur couleur est rougeâtre-brun.
   • **Structure externe :** Chaque rein est enveloppé dans une capsule fibreuse. Sur son bord médial, une structure concave appelée hile permet l'entrée et la sortie des vaisseaux sanguins, des nerfs et de l'uretère.
   • **Structure interne :** À l'intérieur, le rein est divisé en deux régions principales : le cortex, la partie externe, et la médulla, la partie interne. La médulla est formée de pyramides rénales dont les pointes, appelées papilles, pointent vers le bassinet rénal.

2. Les uretères :
   • **Description :** Ce sont deux tubes musculaires qui mesurent environ 25 à 30 cm de long. Ils transportent

l'urine des reins à la vessie par des contractions péristaltiques.

- **Anatomie :** Les uretères traversent la paroi postérieure de la vessie. Leur entrée oblique dans la vessie empêche le reflux d'urine vers les reins lorsque la vessie se contracte.

3. La vessie :
   - **Situation :** La vessie est un organe musculaire situé dans le bassin, juste derrière l'os pubien.
   - **Structure :** Elle est composée de plusieurs couches, dont la plus interne est la muqueuse urothéliale. Elle est capable de se distendre pour stocker l'urine et de se contracter pour l'excréter.
   - **Trigone vésical :** C'est une zone triangulaire située entre les orifices des deux uretères et l'urètre. Elle joue un rôle crucial dans le flux d'urine.

4. L'urètre :
   - **Description :** C'est le canal qui transporte l'urine de la vessie vers l'extérieur du corps.
   - **Différences entre hommes et femmes :** Chez la femme, l'urètre mesure environ 4 cm et s'ouvre juste devant le vagin. Chez l'homme, il est bien plus long, mesurant environ 20 cm, et transporte à la fois l'urine et le sperme. Il traverse la prostate, puis le pénis.

5. Organes annexes :
   - **La prostate (hommes) :** Située sous la vessie, elle entoure l'urètre. Elle produit un liquide qui nourrit et protège les spermatozoïdes.
   - **Les glandes surrénales :** Bien que non directement liées à la production d'urine, ces glandes endocrines situées au-dessus des reins jouent un rôle dans la régulation de la pression sanguine et du volume d'urine produite.

Fonctions principales du système urinaire :

- **Filtration du sang :** Les reins filtrent environ 180 litres de plasma par jour, éliminant les déchets tout en conservant les nutriments et les électrolytes essentiels.
- **Régulation de l'équilibre hydrique :** Les reins ajustent le volume d'urine produit pour maintenir l'équilibre des fluides corporels.
- **Régulation de l'équilibre électrolytique :** Ils maintiennent les concentrations appropriées d'ions tels que le sodium, le potassium et le calcium.
- **Régulation du pH sanguin :** En excrétant des ions hydrogène et en conservant les ions bicarbonate, les reins contribuent à réguler le pH sanguin.

Le système urinaire est un ensemble d'organes interconnectés qui travaillent de concert pour éliminer les déchets du corps, tout en régulant diverses fonctions physiologiques essentielles. Comprendre son anatomie et sa fonction est essentiel pour quiconque travaille dans le domaine médical, notamment en urologie.

La physiologie rénale et des voies urinaires

La physiologie rénale et des voies urinaires est à la base de l'homéostasie corporelle. Elle assure une filtration continue du sang, élimine les déchets, régule le volume et la composition des liquides corporels, tout en maintenant un équilibre acidobasique. Entrons dans le détail de ce processus fascinant.

1. La néphron : l'unité fonctionnelle du rein
Chaque rein contient environ un million de néphrons, structures microscopiques où a lieu la filtration du sang.

- **Le corpuscule rénal :** Il est composé de la capsule de Bowman et des glomérules. Le sang entre dans le glomérule par l'artériole afférente et ressort par l'artériole efférente. Le filtrat glomérulaire passe de ces capillaires dans l'espace capsulaire de Bowman.
- **Les tubules rénaux :** Après le corpuscule rénal, le filtrat traverse le tubule contourné proximal, la anse de Henlé (avec ses segments descendants et ascendants), le tubule contourné distal et enfin le tubule collecteur.

2. Formation de l'urine : Trois étapes essentielles

- **Filtration glomérulaire :** Le sang sous pression est filtré dans les glomérules. Le liquide filtré, appelé filtrat glomérulaire, contient des solutés utiles et des déchets.
- **Réabsorption tubulaire :** Dans les tubules rénaux, la plupart des solutés utiles, tels que le glucose, les ions et l'eau, sont réabsorbés et retournent dans la circulation sanguine.
- **Sécrétion tubulaire :** Certains solutés, tels que les ions hydrogène, le potassium et certains médicaments, sont sécrétés activement des capillaires péri-tubulaires vers les tubules.

3. Concentration et dilution de l'urine

- **Équilibrage osmotique :** L'anse de Henlé joue un rôle crucial dans la concentration de l'urine. Le segment descendant est perméable à l'eau, mais pas aux solutés, tandis que le segment ascendant est imperméable à l'eau.
- **Régulation hormonale :** La production d'urine est finement régulée par des hormones comme l'aldostérone, l'antidiurétique (ADH) et l'atrionatriurétique (ANP).

4. Transport et stockage de l'urine
- **Les uretères :** Par péristaltisme, ils transportent l'urine des reins à la vessie.
- **La vessie :** C'est un réservoir musculaire où l'urine est stockée jusqu'à la miction. Les récepteurs de la paroi de la vessie envoient un signal au cerveau lorsque celle-ci est pleine, déclenchant l'envie d'uriner.
- **L'urètre :** Il évacue l'urine hors du corps. Chez l'homme, il traverse la prostate, et son mécanisme de fermeture est essentiel pour éviter l'incontinence.

5. Régulation de la balance acidobasique et électrolytique
Les reins maintiennent l'équilibre des électrolytes (sodium, potassium, calcium, phosphate) et la balance acidobasique. Ils exercent une réabsorption ou une sécrétion selon les besoins du corps. Par exemple, l'hydrogène est sécrété pour réguler le pH, tandis que le bicarbonate est réabsorbé ou sécrété selon les besoins.
La physiologie rénale et des voies urinaires est un système élégant et hautement régulé qui répond en continu aux besoins du corps. Sa compréhension approfondie est essentielle pour quiconque souhaite se spécialiser en urologie ou en néphrologie, car elle est à la base de nombreuses interventions et traitements médicaux.

Anomalies et dysfonctions courantes

Le système urinaire, bien que robuste, est sujet à une variété d'anomalies et de dysfonctions. Ces dernières peuvent résulter de facteurs génétiques, environnementaux, infectieux ou encore d'autres maladies. Entrons dans le détail de certaines des anomalies et dysfonctions les plus courantes.

1. Infections des voies urinaires (IVU) :

- **Cystite :** Une inflammation de la vessie, généralement causée par une infection bactérienne. Les symptômes incluent une miction douloureuse, une envie fréquente d'uriner et, parfois, du sang dans l'urine.
- **Pyélonéphrite :** Une infection rénale qui peut survenir lorsque les bactéries migrent des voies urinaires inférieures vers les reins. Elle peut causer de la fièvre, des douleurs lombaires et des nausées.

2. Lithiase urinaire (calculs rénaux) :

Des masses solides formées de cristaux minéraux qui se développent à l'intérieur des reins. Ils peuvent causer une douleur intense lorsqu'ils se déplacent dans l'uretère.

3. Incontinence urinaire :

Une perte involontaire d'urine. Il existe plusieurs types, notamment l'incontinence d'effort, l'incontinence par impériosité et l'incontinence par regorgement.

4. Hyperplasie bénigne de la prostate (HBP) :

Elle se produit chez les hommes plus âgés lorsque la prostate, une glande située autour de l'urètre, commence à s'agrandir et à comprimer l'urètre, provoquant des problèmes de miction.

5. Insuffisance rénale :

- **Aiguë :** Une perte soudaine de la fonction rénale, souvent réversible. Elle peut être causée par des traumas, des infections ou certaines médications.
- **Chronique :** Une perte progressive de la fonction rénale sur plusieurs mois ou années. Elle est souvent liée à des maladies chroniques comme le diabète ou l'hypertension.

6. Malformations congénitales :
- **Rein en fer à cheval :** Une condition où les deux reins sont fusionnés à la base.
- **Dysplasie rénale :** Lorsque les reins ne se développent pas correctement in utero.

7. Tumeurs et cancers :
- **Carcinome à cellules de transition :** Le cancer le plus courant de la vessie.
- **Carcinome à cellules rénales :** Le cancer le plus courant des reins.

8. Obstructions des voies urinaires :
Elles peuvent être causées par des tumeurs, des calculs rénaux ou d'autres structures anormales, entravant le flux normal d'urine.

9. Rétrécissement de l'urètre (sténose) :
Un rétrécissement anormal de l'urètre peut entraver la miction, nécessitant souvent une intervention chirurgicale.

10. Polykystose rénale :
Une maladie génétique où de nombreux kystes se forment dans les reins, pouvant à terme provoquer une insuffisance rénale.

Ces anomalies et dysfonctions représentent un échantillon des nombreuses affections qui peuvent toucher le système urinaire. Pour les professionnels de santé en urologie, une connaissance approfondie de ces conditions, ainsi que de leurs symptômes, diagnostics et traitements, est essentielle pour fournir des soins optimaux à leurs patients.

Chapitre 3 :
LES OUTILS ET ÉQUIPEMENTS SPÉCIFIQUES À L'UROLOGIE

Les cathéters urinaires :
Types, indications et techniques

Le cathétérisme urinaire est une procédure courante en urologie, permettant l'introduction d'un tube, appelé cathéter, dans la vessie pour drainer l'urine. Cette procédure est réalisée pour diverses raisons médicales. Examinons les différents types de cathéters, leurs indications et les techniques associées.

1. Types de cathéters urinaires :
  - **Cathéter à demeure (sonde de Foley) :** Il s'agit d'un cathéter souple en latex ou en silicone doté d'un ballon à son extrémité qui, une fois gonflé, maintient le cathéter en place dans la vessie.
  - **Cathéter intermittent :** Un cathéter conçu pour être introduit dans la vessie à des moments spécifiques pour vider l'urine, puis retiré. Il est souvent utilisé par les personnes atteintes de troubles neurologiques.
  - **Cathéter supra-pubien :** Inséré chirurgicalement à travers la paroi abdominale, directement au-dessus de la symphyse pubienne, dans la vessie.
  - **Cathéter à auto-rétention :** Conçu pour les patients qui peuvent insérer et retirer le cathéter eux-mêmes à intervalles réguliers.
2. Indications pour le cathétérisme urinaire :
  - **Rétention urinaire :** Incapacité à vider la vessie spontanément.
  - **Chirurgie :** Lorsque la surveillance précise de la sortie urinaire est nécessaire.

- **Traumatisme ou obstruction :** Lorsque l'urètre est bloqué ou endommagé.
- **Mesures diagnostiques :** Pour obtenir un échantillon d'urine stérile ou mesurer la capacité de la vessie.
- **Paralysie :** Pour les patients qui ne peuvent pas contrôler ou ressentir leur vessie.

3. Techniques de cathétérisme :
- **Préparation :** La région génitale est nettoyée avec une solution antiseptique, et des gants stériles sont utilisés pour minimiser le risque d'infection.
- **Lubrification :** Le cathéter est lubrifié pour faciliter son insertion et minimiser le traumatisme.
- **Insertion chez l'homme :** Le pénis est tenu à angle droit par rapport au corps, et le cathéter est doucement inséré dans l'urètre jusqu'à ce que l'urine commence à s'écouler, puis un peu plus loin pour garantir que l'extrémité est bien dans la vessie.
- **Insertion chez la femme :** Les lèvres sont écartées pour visualiser l'orifice urétral. Le cathéter est ensuite introduit doucement.
- **Ballonnet :** Pour les cathéters à demeure, une fois à l'intérieur de la vessie, le ballonnet est gonflé avec une solution stérile pour maintenir le cathéter en place.
- **Retrait :** Pour retirer un cathéter à demeure, le ballonnet est d'abord dégonflé, puis le cathéter est doucement retiré.

Il est essentiel que les professionnels de santé soient formés aux bonnes techniques et pratiques du cathétérisme urinaire pour minimiser les risques associés, tels que les infections des voies urinaires. La communication avec le patient est également cruciale pour assurer son confort et sa compréhension tout au long de la procédure.

Cystoscopes et leurs applications

La cystoscopie est une procédure essentielle en urologie qui permet d'examiner l'intérieur de la vessie et de l'urètre à l'aide d'un instrument appelé cystoscope. Ces instruments précieux ont permis d'améliorer le diagnostic et le traitement de diverses pathologies urologiques.

1. Les Cystoscopes : Introduction
Un cystoscope est un tube mince et flexible ou rigide muni de lentilles, souvent équipé d'une caméra miniature à son extrémité. Il permet au médecin d'obtenir une vue directe de l'intérieur de l'urètre et de la vessie.

2. Types de cystoscopes :
- **Cystoscope rigide :** Principalement utilisé pour des interventions chirurgicales comme la résection de tumeurs vésicales ou la fragmentation de calculs.
- **Cystoscope flexible :** Plus confortable pour les patients, il est principalement utilisé pour les examens diagnostiques, car il peut se courber suivant l'anatomie des voies urinaires.

3. Applications des cystoscopes :
- Diagnostic :
    - **Hématurie :** Lorsqu'il y a présence de sang dans les urines, une cystoscopie peut aider à identifier sa source.
    - **Infections récurrentes :** Pour trouver des causes anatomiques à des infections urinaires fréquentes.
    - **Anomalies suspectées :** Polypes, tumeurs, calculs ou diverticules de la vessie.
    - **Évaluation post-opératoire :** Pour surveiller l'évolution après certaines chirurgies.

- Interventions thérapeutiques :
    - **Résection de tumeurs :** Pour éliminer les tumeurs de la vessie.
    - **Traitement des calculs :** Pour fragmenter ou retirer les calculs vésicaux.
    - **Dilatation de l'urètre :** En cas de sténose ou de rétrécissement urétral.
    - **Botox dans la vessie :** Pour traiter des affections comme l'hyperactivité vésicale.
    - **Installation de médicaments :** Introduire des médicaments directement dans la vessie, comme dans le traitement du cancer de la vessie superficiel.
- Guidage :
    - **Pose de stents :** Pour faciliter l'écoulement de l'urine entre le rein et la vessie en cas d'obstruction.
    - **Biopsies :** Prélèvement de tissus pour analyse histologique.

4. La procédure :

Avant l'introduction du cystoscope, la zone génitale est nettoyée, et une solution anesthésiante est souvent appliquée à l'urètre. Le cystoscope est ensuite soigneusement inséré dans l'urètre et avancé dans la vessie. Si nécessaire, de l'eau ou une solution saline stérile est introduite pour gonfler la vessie et offrir une meilleure visibilité.

5. Après la cystoscopie :

Il est courant de ressentir une légère sensation de brûlure pendant la miction ou de voir une petite quantité de sang dans les urines après la procédure. Cependant, si ces symptômes persistent ou sont accompagnés de signes d'infection, il est essentiel de consulter un médecin.

En somme, les cystoscopes sont des outils inestimables dans le monde de l'urologie, combinant capacités diagnostiques et thérapeutiques, et permettant une prise en charge plus précise et moins invasive de nombreuses pathologies.

Les outils de chirurgie urologique

La chirurgie urologique a connu des avancées considérables ces dernières années, en grande partie grâce à l'évolution technologique des instruments utilisés. Ces outils ont non seulement rendu les procédures plus précises, mais aussi moins invasives pour le patient. Passons en revue certains des instruments et équipements les plus couramment utilisés en chirurgie urologique.

1. Endoscopes :
   - **Cystoscope :** Comme mentionné précédemment, il est utilisé pour visualiser l'intérieur de la vessie.
   - **Urétéroscope :** Pour examiner l'urètre et les uretères. Disponible en versions rigides et flexibles, il est souvent utilisé pour traiter les calculs rénaux.
   - **Rénoscope :** Instrument conçu pour visualiser le bassinet rénal.
2. Instruments de fragmentation :
   - **Lithotriteuse :** Dispositif qui utilise des ondes de choc pour décomposer les calculs en fragments plus petits.
   - **Laser Holmium :** Utilisé pour fragmenter les calculs urinaires à l'aide d'une énergie laser précise.
3. Dispositifs d'extraction :
   - **Pinces :** Outils de différentes tailles et formes pour saisir et extraire les calculs.
   - **Paniers :** Dispositifs en forme de filet utilisés pour capturer et retirer les fragments de calcul.

4. Instruments de résection :
  • **Résectoscope :** Un instrument utilisé pour enlever les tissus, comme dans la résection de la prostate ou de tumeurs de la vessie.
5. Instruments pour les interventions laparoscopiques :
  • **Trocart :** Tube utilisé comme point d'entrée pour les instruments laparoscopiques.
  • **Caméra laparoscopique :** Fournit une vue détaillée de la zone chirurgicale.
  • **Ciseaux, pinces et dispositifs de coagulation :** Conçus spécialement pour la chirurgie laparoscopique.
6. Robotique chirurgicale :
  • **Da Vinci Surgical System :** Système robotique qui permet des interventions ultra-précises et moins invasives. Le chirurgien contrôle le robot à distance, ce qui peut réduire la tremblante et augmenter la précision.
7. Instruments divers :
  • **Bougies :** Utilisées pour dilater l'urètre.
  • **Aiguilles et fils de suture :** Pour la fermeture des incisions ou des sutures internes.
  • **Sondes et drains :** Pour évacuer les fluides ou l'urine après une intervention.
8. Dispositifs de coagulation et d'hémostase :
  • **Électrocautère :** Utilise une charge électrique pour coaguler le sang.
  • **Laser :** Peut être utilisé pour coaguler les petits vaisseaux sanguins.

Il est essentiel que les chirurgiens urologues soient formés non seulement à l'utilisation de ces instruments, mais aussi à leur entretien et à leur stérilisation pour garantir la sécurité des patients. La maîtrise de ces outils, en particulier des technologies les plus récentes comme la chirurgie robotique, peut grandement améliorer les résultats pour les patients et réduire les complications post-opératoires.

Chapitre 4 :
LES SOINS INFIRMIERS COURANTS EN UROLOGIE

La prise en charge du patient avec rétention urinaire

La rétention urinaire est une affection caractérisée par l'incapacité d'une personne à vider complètement sa vessie. Cela peut être aigu, soudain et douloureux, ou chronique, long terme et souvent sans douleur. Le rôle de l'infirmier dans la prise en charge de ces patients est crucial pour assurer une intervention rapide, soulager la douleur et prévenir d'éventuelles complications.

1. Évaluation initiale :
   - **Interrogatoire :** L'infirmier recueille des antécédents médicaux, les symptômes associés et la durée de la rétention.
   - **Examen physique :** Évaluation de la distension abdominale et palpation du bas ventre pour déceler une vessie distendue.
2. Mesures immédiates :
   - **Cathétérisme :** L'introduction d'un cathéter pour drainer l'urine est souvent la première étape pour soulager le patient. Le choix du cathéter dépend de la cause sous-jacente et du patient lui-même.
   - **Mesure du volume résiduel :** Une fois le cathétérisme effectué, il est essentiel de mesurer la quantité d'urine évacuée pour évaluer la gravité de la rétention.

3. Recherche de la cause sous-jacente :
- **Examen médical :** Des examens complémentaires comme une échographie ou une cystoscopie peuvent être nécessaires pour identifier la cause.
- **Antécédents médicaux :** Certaines affections, médicaments ou interventions chirurgicales antérieures peuvent être à l'origine de la rétention urinaire.

4. Traitement et suivi :
- **Médicaments :** Certains médicaments peuvent aider à réduire la taille de la prostate ou à détendre les muscles de la vessie, facilitant ainsi la miction.
- **Auto-cathétérisme :** Dans certains cas, les patients peuvent être formés à se cathétériser eux-mêmes à domicile.
- **Soutien émotionnel :** La rétention urinaire peut être stressante pour le patient. Une écoute attentive et le soutien psychologique sont essentiels.
- **Éducation du patient :** Les patients doivent être informés des risques et des signes de complications, comme les infections, et savoir quand solliciter une aide médicale.

5. Prévention des complications :
- **Hygiène :** Assurer une technique aseptique lors du cathétérisme pour réduire le risque d'infections.
- **Surveillance régulière :** Les patients à risque de rétention chronique doivent bénéficier d'un suivi régulier pour détecter et traiter toute complication à un stade précoce.
- **Éducation sur les facteurs déclenchants :** Certains médicaments ou habitudes peuvent exacerber la rétention urinaire. L'infirmier devrait éduquer les patients sur ces facteurs.

La prise en charge de la rétention urinaire est un aspect essentiel des soins en urologie. La capacité de l'infirmier à intervenir rapidement, à fournir des soins compétents et à soutenir le patient émotionnellement peut grandement améliorer l'issue pour le patient.

Les soins post-opératoires après une chirurgie urologique

Les interventions urologiques sont courantes et, comme pour toute chirurgie, les soins post-opératoires sont essentiels pour une récupération optimale du patient et la prévention des complications. L'infirmier joue un rôle central dans cette phase de soins.

1. Surveillance initiale :
   - **Signes vitaux :** Contrôle régulier de la tension artérielle, du pouls, de la température et de la fréquence respiratoire pour détecter tout signe anormal.
   - **Drainage :** Surveillance de la couleur, de la clarté et du volume de l'urine drainée via le cathéter ou tout autre drain.
   - **Douleur :** Évaluation régulière et administration d'antalgiques selon les besoins.
2. Gestion des drains et cathéters :
   - **Entretien :** Assurer la propreté du site d'insertion pour prévenir les infections.
   - **Retrait :** Effectuer le retrait du cathéter ou du drain conformément aux instructions médicales, souvent après avoir vérifié que le patient est capable de mictionner normalement.
3. Mobilisation :
   - **Encourager la mobilité :** Selon la procédure, il est souvent bénéfique d'encourager le patient à marcher ou à bouger pour prévenir la stagnation veineuse et les complications pulmonaires.
   - **Exercices respiratoires :** Ils peuvent aider à prévenir les complications pulmonaires après l'anesthésie.

4. Hydratation et nutrition :
- **Encourager l'hydratation :** Une bonne hydratation peut aider à prévenir les infections urinaires et favoriser la guérison.
- **Reprise alimentaire :** Réintroduction progressive de la nourriture en fonction de la tolérance du patient.

5. Prévention des infections :
- **Techniques aseptiques :** Utiliser des techniques appropriées lors du changement de pansements ou de la manipulation des cathéters.
- **Éducation du patient :** Informer le patient des signes d'infection à surveiller et de l'importance de la propreté personnelle.

6. Gestion de la douleur :
- **Médication :** Administration régulière d'antalgiques selon le besoin.
- **Méthodes non pharmacologiques :** Techniques de relaxation, massages ou application de chaleur/froid, selon le cas.

7. Éducation pour le retour à domicile :
- **Instructions spécifiques :** Fournir des directives claires sur les soins des plaies, les médicaments, l'activité physique et le régime alimentaire.
- **Signes d'alerte :** Éduquer le patient sur les signes et symptômes qui nécessitent une consultation médicale immédiate, tels que la fièvre, des saignements excessifs ou une douleur aiguë.
- **Suivi médical :** Insister sur l'importance des visites post-opératoires pour s'assurer de la guérison adéquate.

8. Soutien émotionnel :
- **Écoute :** Une chirurgie, même mineure, peut être stressante. Offrir une écoute empathique et un soutien émotionnel.
- **Orientation :** Si nécessaire, diriger le patient vers des ressources psychologiques ou des groupes de soutien.

La période post-opératoire est cruciale pour le bien-être du patient. L'expertise, l'attention et le dévouement de l'infirmier sont essentiels pour garantir une récupération sans encombre et pour minimiser les risques de complications. Une prise en charge complète englobe les aspects physiques, émotionnels et éducatifs du soin au patient.

Gérer les infections urinaires et leurs complications

Les infections urinaires (IU) font partie des infections les plus courantes en médecine. Elles peuvent varier d'une cystite simple à une pyélonéphrite aiguë grave, pouvant menacer la vie du patient. L'infirmier est au premier plan de la prise en charge, aussi bien pour la détection précoce, le traitement que pour l'éducation du patient.

1. Reconnaissance des symptômes :
   - **Symptômes classiques :** Dysurie, envies fréquentes d'uriner, douleur suprapubienne, urine trouble ou malodorante.
   - **Symptômes graves :** Fièvre, frissons, douleur lombaire, nausées et vomissements, indiquant souvent une atteinte rénale.
2. Diagnostics et investigations :
   - **Prélèvement d'urine :** Une culture urinaire est essentielle pour identifier l'agent pathogène et déterminer sa sensibilité aux antibiotiques.
   - **Analyses sanguines :** En cas de suspicion de septicémie ou de pyélonéphrite.
3. Traitement médicamenteux :
   - **Antibiotiques :** Choisis en fonction des résultats de la culture urinaire. L'adhésion du patient au traitement complet est cruciale pour éviter les rechutes.
   - **Antalgiques :** Pour gérer la douleur et la fièvre.

4. Prévention des complications :
- **Hydratation :** Encourager le patient à boire suffisamment pour favoriser l'élimination des bactéries.
- **Vidange régulière de la vessie :** Éviter la stase urinaire, un facteur de risque d'infection.
- **Surveillance :** Reconnaissance des signes de complications, comme la septicémie ou une insuffisance rénale.

5. Éducation du patient :
- **Techniques de toilette :** Conseiller aux femmes de se nettoyer d'avant en arrière pour éviter la propagation des bactéries vers l'urètre.
- **Importance de la vidange complète :** Uriner complètement et régulièrement.
- **Hydratation :** L'importance de boire suffisamment d'eau.
- **Rapports intimes :** Uriner avant et après les rapports pour minimiser le risque d'infections.

6. Gestion des complications :
- **Réinfections :** Reconnaître les signes de rechute et l'importance de revoir le médecin.
- **Pyélonéphrite :** Une infection qui remonte aux reins nécessite souvent une hospitalisation et une surveillance étroite.
- **Urosepsis :** Une réponse systémique à une infection qui peut entraîner un choc septique. Reconnaissance rapide et intervention immédiate sont essentielles.

7. Suivi à long terme :
- **Examens réguliers :** Pour les patients avec des infections récurrentes ou des anomalies anatomiques.
- **Auto-soins :** Pour certains patients à haut risque, apprendre à faire des analyses d'urine à domicile.
- **Traitement prophylactique :** Dans certains cas, un traitement antibiotique à faible dose à long terme peut être recommandé.

La gestion des infections urinaires, bien que courante, requiert une attention soignée pour éviter des complications graves. L'infirmier joue un rôle central en éduquant le patient, en surveillant la progression de la maladie et en intervenant rapidement en cas de complications.

Les soins palliatifs en urologie

Les soins palliatifs sont destinés à améliorer la qualité de vie des patients et de leurs familles, face aux conséquences d'une maladie potentiellement mortelle. En urologie, ils sont souvent associés aux pathologies malignes avancées, notamment les cancers urologiques. L'infirmier joue un rôle crucial dans cette approche multidisciplinaire.

1. Compréhension de la maladie :
   * **Éducation :** Informer le patient et sa famille sur l'évolution naturelle de la maladie, les options de traitement et les objectifs des soins palliatifs.
   * **Discussion ouverte :** Encourager les questions et adresser les préoccupations ou les peurs.
2. Gestion de la douleur :
   * **Évaluation :** Identification régulière du niveau de douleur et des symptômes associés.
   * **Traitement :** Utilisation d'opioïdes, d'anti-inflammatoires et d'autres analgésiques, en collaboration avec l'équipe médicale.
   * **Méthodes non pharmacologiques :** Techniques de relaxation, massages, thérapies complémentaires.
3. Symptômes associés :
   * **Problèmes urinaires :** Incontinence, rétention urinaire, hématurie.
   * **Symptômes gastro-intestinaux :** Nausées, constipation, anorexie.

- **Symptômes psychologiques :** Anxiété, dépression, confusion.

4. Soutien psychologique et émotionnel :
   - **Écoute active :** Fournir un espace pour exprimer les peurs, les regrets et les espoirs.
   - **Orientation :** Référer à des psychologues, des travailleurs sociaux ou des groupes de soutien si nécessaire.

5. Planification avancée des soins :
   - **Décisions médicales anticipées :** Discuter des souhaits du patient concernant les interventions médicales, la réanimation et la ventilation.
   - **Testament de vie :** Encourager le patient à communiquer ses souhaits concernant les soins de fin de vie.

6. Soutien à la famille :
   - **Éducation :** Informer sur le processus de la maladie et ce à quoi s'attendre.
   - **Soutien émotionnel :** Offrir un espace d'écoute et de partage pour les proches.
   - **Aide pratique :** Orienter vers des ressources pour la prise en charge à domicile, le soutien financier et les aides logistiques.

7. Fin de vie :
   - Soins à domicile ou en hospice : Selon les souhaits du patient.
   - **Accompagnement :** Assurer une présence réconfortante, écouter et répondre aux besoins du patient.
   - **Deuil :** Offrir un soutien à la famille après le décès et les orienter vers des ressources de soutien au deuil.

Les soins palliatifs en urologie ne se concentrent pas uniquement sur la fin de vie, mais sur la qualité de vie. L'infirmier, grâce à son expertise et sa compassion, est un pilier essentiel dans cette approche centrée sur le patient et sa famille, offrant soutien, confort et dignité dans des moments souvent difficiles.

Chapitre 5 :
LA CHIRURGIE EN UROLOGIE

Types d'interventions chirurgicales courantes

L'urologie couvre une gamme étendue d'interventions, des procédures endoscopiques minimales aux chirurgies ouvertes complexes. Chaque intervention est adaptée à la pathologie spécifique du patient. Voici un aperçu des types d'interventions chirurgicales courantes en urologie.

1. Endoscopie urologique :
   * **Cystoscopie :** Examen visuel de la vessie avec un cystoscope pour diagnostiquer, surveiller et traiter les affections de la vessie.
   * **Urétéroscopie :** Examen visuel des uretères et des reins, souvent pour retirer les calculs.
2. Chirurgies pour les calculs urinaires :
   * **Lithotripsie extracorporelle par ondes de choc (LEOC) :** Une méthode non invasive pour briser les calculs à l'aide d'ondes de choc.
   * **Néphrolithotomie percutanée (NLP) :** Procédure pour retirer de grands calculs du rein en insérant un néphroscope à travers une petite incision dans le dos.
3. Interventions sur la prostate :
   * **Résection transurétrale de la prostate (RTUP) :** Intervention endoscopique pour enlever une partie de la prostate agrandie.
   * **Prostatectomie radicale :** Enlèvement complet de la prostate pour traiter le cancer de la prostate.
4. Chirurgies du rein :
   * **Néphrectomie :** Ablation totale ou partielle du rein, souvent en cas de tumeurs rénales.

- **Pyéloplastie :** Réparation du bassinet rénal pour corriger une obstruction de l'uretère.
5. Chirurgies de la vessie :
    - **Cystectomie :** Enlèvement de tout ou partie de la vessie, généralement pour traiter le cancer de la vessie.
    - **Entérocystoplastie :** Agrandissement de la vessie en utilisant un segment de l'intestin.
6. Chirurgies du système reproducteur masculin :
    - **Vasectomie :** Procédure de stérilisation masculine.
    - **Varicocélectomie :** Chirurgie pour corriger une varicocèle (dilatation des veines du scrotum).
7. Chirurgies de reconstruction :
    - **Uréterostomie :** Création d'une ouverture artificielle pour drainer l'urine.
    - **Néphrostomie :** Drainage direct du rein à travers la peau.
    - **Création d'une néovessie :** Construction d'une nouvelle vessie à partir d'un segment intestinal après une cystectomie.
8. Chirurgies pédiatriques :
    - **Réparation de l'hypospadias :** Correction d'un orifice urétral mal positionné sur le pénis.
    - **Orchiopexie :** Descente chirurgicale d'un testicule non descendu.

Chaque intervention urologique nécessite une préparation spécifique, une technique chirurgicale appropriée et une surveillance post-opératoire adéquate pour garantir le meilleur résultat possible pour le patient. L'infirmier joue un rôle essentiel dans ces différentes étapes, assurant la sécurité, le confort et l'éducation du patient tout au long du processus.

Le rôle de l'infirmier en périopératoire

L'infirmier en périopératoire joue un rôle crucial avant, pendant et après la chirurgie. Sa présence et son intervention sont essentielles à la sécurité, au confort et à l'efficacité de la prise en charge chirurgicale du patient. Passons en revue chacune de ces étapes.

1. Phase préopératoire :
   - **Évaluation initiale :** L'infirmier évalue l'état général du patient, son historique médical, ses antécédents chirurgicaux et ses médicaments actuels pour anticiper d'éventuels risques ou complications.
   - **Éducation du patient :** L'infirmier informe le patient sur la procédure, ses bénéfices, ses risques, le déroulement de l'intervention et la période post-opératoire.
   - **Préparation physique :** Cela peut inclure le rasage de la zone opératoire, la mise en place d'une voie veineuse périphérique et la vérification des paramètres vitaux.
   - **Préparation émotionnelle :** L'infirmier offre un soutien psychologique, rassure le patient et répond à ses questions pour réduire son anxiété.
   - **Vérifications administratives :** S'assurer que tous les documents nécessaires, comme le consentement éclairé, sont signés.

2. Phase peropératoire (au bloc opératoire) :
   - **Transfert du patient :** Assurer une transition en toute sécurité du patient vers la salle d'opération.
   - **Assistance directe pendant la chirurgie :** Certains infirmiers, comme les infirmiers de bloc opératoire, assistent directement le chirurgien en fournissant les instruments chirurgicaux nécessaires.

- **Surveillance :** L'infirmier surveille en continu les signes vitaux du patient, ses réactions et son état pendant l'intervention.
- **Documentation :** Tenir à jour les dossiers médicaux, documenter les événements, les médicaments administrés et les observations.

3. Phase postopératoire :
- **Évaluation initiale :** À la sortie de la salle d'opération, l'infirmier évalue immédiatement les signes vitaux, la douleur, la présence de saignements ou d'autres complications.
- **Gestion de la douleur :** Administrer des analgésiques selon les prescriptions et évaluer régulièrement leur efficacité.
- **Soutien émotionnel :** Continuer à rassurer le patient, répondre à ses questions et soutenir sa famille.
- **Soins des plaies :** Vérifier régulièrement la plaie chirurgicale, nettoyer si nécessaire et changer les pansements.
- **Éducation pour le retour à domicile :** Informer le patient et sa famille des soins à suivre à domicile, des signes de complications à surveiller et des suivis médicaux nécessaires.
- **Préparation à la sortie :** Assurer que le patient est stable, qu'il a reçu tous les médicaments et les instructions nécessaires pour le retour à domicile.

Tout au long du parcours chirurgical du patient, l'infirmier en périopératoire s'assure que les soins sont prodigués selon les meilleures pratiques et standards professionnels. Il est le maillon central entre le patient, le chirurgien et les autres membres de l'équipe de santé, garantissant une prise en charge globale et intégrée du patient.

Les complications possibles et leur prise en charge

L'urologie, comme toutes les spécialités chirurgicales, est susceptible d'entraîner des complications. Bien que ces complications ne soient pas systématiques, leur reconnaissance rapide et une prise en charge appropriée sont cruciales pour assurer le bien-être du patient.

1. Hémorragie :
   - **Reconnaissance :** Saignement actif, hématome, baisse de la tension artérielle, tachycardie.
   - **Prise en charge :** Arrêt du saignement (compression, sutures, électrocoagulation), transfusion sanguine si nécessaire, surveillance étroite des paramètres vitaux.
2. Infection :
   - **Reconnaissance :** Fièvre, douleur à la miction, urines troubles ou malodorantes, douleur au niveau de la plaie opératoire.
   - **Prise en charge :** Antibiothérapie, cultures d'urine, soins locaux de la plaie, éventuellement drainage des abcès.
3. Lésions des structures adjacentes :
   - **Reconnaissance :** Douleur, présence de sang dans les urines ou les selles, symptômes digestifs.
   - **Prise en charge :** Réévaluation chirurgicale, traitement conservateur ou réparation chirurgicale selon le cas.
4. Obstruction urinaire :
   - **Reconnaissance :** Incapacité à uriner, douleur pelvienne ou abdominale, distension abdominale.
   - **Prise en charge :** Sonde vésicale pour drainer la vessie, évaluation ultérieure pour déterminer la cause de l'obstruction.

5. Formation de calculs postopératoires :
  - **Reconnaissance :** Douleur, hématurie, colique néphrétique.
  - **Prise en charge :** Analgésie, hydratation, évaluation par imagerie, éventuellement nouvelle intervention pour retirer les calculs.
6. Thrombose veineuse profonde :
  - **Reconnaissance :** Douleur, gonflement ou rougeur d'une jambe, parfois essoufflement (si embolie pulmonaire associée).
  - **Prise en charge :** Anticoagulants, compression élastique, évaluation par échographie Doppler.
7. Complications anesthésiques :
  - **Reconnaissance :** Réactions allergiques, troubles respiratoires, complications cardiaques.
  - **Prise en charge :** Traitement spécifique en fonction de la complication, souvent en unité de soins intensifs.
8. Problèmes de cicatrisation :
  - **Reconnaissance :** Retard de cicatrisation, séparation des bords de la plaie, infection.
  - **Prise en charge :** Soins locaux, éventuellement antibiotiques, parfois réintervention pour une fermeture secondaire.
9. Dysfonction érectile ou troubles de la continence (après certaines interventions prostatiques ou vésicales) :
  - **Reconnaissance :** Difficulté à obtenir ou maintenir une érection, fuites urinaires.
  - **Prise en charge :** Médication, rééducation périnéale, dispositifs mécaniques, évaluation psychologique.
10. Complications liées aux dispositifs (sondes, stents) :
  - **Reconnaissance :** Douleur, signes d'infection, migration du dispositif, obstruction.
  - **Prise en charge :** Retrait ou remplacement du dispositif, traitement symptomatique.

La clé pour gérer efficacement les complications réside dans la prévention, la reconnaissance précoce et l'intervention rapide. L'infirmier joue un rôle fondamental dans la surveillance des patients et la détection des signes avant-coureurs de complications. Une communication efficace entre l'infirmier, le patient et l'équipe médicale est essentielle pour garantir une prise en charge optimale.

La rééducation périnéale après intervention

La rééducation périnéale, souvent appelée rééducation du plancher pelvien, est un ensemble de techniques destinées à renforcer les muscles du périnée. Après une intervention chirurgicale urologique, notamment après une prostatectomie ou une chirurgie pour incontinence, elle peut être nécessaire pour aider le patient à retrouver une fonction urinaire normale et prévenir d'éventuelles complications.

1. Pourquoi la rééducation périnéale est-elle importante ?
   * **Retour à la continence :** Après certaines interventions, l'incontinence urinaire peut être une complication. La rééducation vise à accélérer le retour à la continence.
   * **Prévention des prolapsus :** Le renforcement des muscles périnéaux peut aider à prévenir la descente des organes pelviens.
   * **Amélioration de la fonction sexuelle :** Un plancher pelvien tonique peut aussi jouer un rôle dans la fonction érectile.
2. Techniques de rééducation périnéale :
   * **Exercices de Kegel :** Ils consistent à contracter et relâcher les muscles du périnée, permettant ainsi leur renforcement.

- **Biofeedback :** Il s'agit d'une méthode qui utilise des capteurs pour informer le patient en temps réel de l'activité de ses muscles périnéaux, aidant ainsi à mieux les contracter.
- **Électrostimulation :** Des petites impulsions électriques sont utilisées pour stimuler et renforcer les muscles du périnée.
- **Thérapie manuelle :** Elle consiste à des massages ou des pressions réalisées par un kinésithérapeute pour améliorer la souplesse et la fonction du périnée.

3. Déroulement de la rééducation :
- **Évaluation initiale :** Avant de commencer, une évaluation de la force et de la fonction du plancher pelvien est réalisée, souvent par un kinésithérapeute spécialisé ou un urologue.
- **Programme personnalisé :** En fonction des besoins du patient, un programme d'exercices est élaboré.
- **Suivi régulier :** Des séances régulières, souvent hebdomadaires, sont organisées pour suivre la progression et ajuster le programme si nécessaire.

4. Conseils pour le patient :
- **Régularité :** La clé de la réussite est la régularité. Il est souvent recommandé de pratiquer les exercices plusieurs fois par jour.
- **Éviter les efforts :** Pendant la période de rééducation, il est conseillé d'éviter de porter des charges lourdes ou de pratiquer des sports à impact.
- **Écoute de son corps :** En cas de douleur ou de gêne, il est essentiel d'en parler à son kinésithérapeute ou à son médecin.

5. Durée de la rééducation :
La durée de la rééducation périnéale varie en fonction de chaque patient, de la nature de l'intervention chirurgicale et de la rapidité de récupération. Elle peut durer de quelques semaines à plusieurs mois.

La rééducation périnéale après une intervention urologique est un élément clé de la prise en charge postopératoire. Elle vise à permettre au patient de retrouver une qualité de vie optimale et à prévenir les complications futures. L'infirmier joue un rôle important dans l'éducation du patient, le guidant et l'encourageant tout au long de ce processus de rééducation.

Chapitre 6 :
LES TRAITEMENTS MÉDICAUX ET PHARMACOLOGIQUES EN UROLOGIE

Les médicaments couramment utilisés en urologie

L'urologie, en tant que spécialité médicale, a recours à une variété de médicaments pour traiter, gérer ou prévenir les affections urologiques. Ces médicaments varient selon la pathologie traitée. Voici un aperçu des médicaments les plus couramment utilisés dans le domaine de l'urologie :

1. Antibiotiques :
   - **Objectif :** Traiter et prévenir les infections urinaires.
   - **Exemples :** Triméthoprime/sulfaméthoxazole (Bactrim), Nitrofurantoïne (Macrodantin), Ciprofloxacine, Amoxicilline.
2. Alpha-bloquants :
   - **Objectif :** Traiter l'hypertrophie bénigne de la prostate (HBP) en relaxant les muscles du col vésical et de la prostate.
   - **Exemples :** Tamsulosine (Flomax), Alfuzosine (Uroxatral), Térazosine (Hytrin).
3. Inhibiteurs de la 5-alpha réductase :
   - **Objectif :** Réduire la taille de la prostate dans le cas de l'HBP.
   - **Exemples :** Finastéride (Proscar), Dutastéride (Avodart).

4. Antispasmodiques :
- **Objectif :** Soulager les spasmes de la vessie.
- **Exemples :** Oxybutynine (Ditropan), Tolterodine (Detrol).

5. Médicaments pour la dysfonction érectile :
- **Objectif :** Faciliter l'érection.
- **Exemples :** Sildénafil (Viagra), Tadalafil (Cialis), Vardénafil (Levitra).

6. Agents alkalisants et acidifiants urinaires :
- **Objectif :** Modifier le pH de l'urine pour traiter et prévenir certains types de calculs rénaux.
- **Exemples :** Citrate de potassium, Acétazolamide.

7. Agents chélateurs de calcium :
- **Objectif :** Prévenir la formation de calculs rénaux de calcium.
- **Exemples :** Thiazides, Orthophosphate.

8. Analgésiques urinaires :
- **Objectif :** Soulager la douleur et le confort liés à une infection urinaire.
- **Exemples :** Phénazopyridine (Pyridium).

9. Agents immunomodulateurs :
- **Objectif :** Traitement de certaines tumeurs de la vessie.
- **Exemples :** BCG (Bacille de Calmette et Guérin).

10. Médicaments pour l'incontinence urinaire d'effort :
- **Objectif :** Renforcer le tonus du sphincter urétral.
- **Exemples :** Duloxétine (Yentreve).

11. Hormonothérapie :
- **Objectif :** Traitement du cancer de la prostate avancé.
- **Exemples :** Leuprolide (Lupron), Gosereline (Zoladex).

Il est essentiel que les infirmiers en urologie aient une bonne connaissance des médicaments couramment utilisés, de leurs effets secondaires potentiels et des interactions possibles. De plus, ils doivent être aptes à fournir des informations pertinentes et à éduquer les patients sur l'usage approprié de ces médicaments et sur leur suivi.

La prise en charge de la douleur

La douleur est un symptôme fréquemment rencontré en urologie, qu'elle soit liée à une affection médicale, à une intervention chirurgicale ou à une procédure invasive. Une gestion efficace de la douleur est essentielle pour le confort du patient, la qualité des soins et l'accélération du processus de guérison.

1. Évaluation de la douleur :
   - **Caractérisation :** L'intensité, le type (douleur sourde, aiguë, lancinante), la durée et la localisation sont essentiels à déterminer.
   - **Échelles d'évaluation :** Des outils comme l'échelle visuelle analogique (EVA) ou l'échelle numérique sont fréquemment utilisés.
   - **Facteurs déclenchants et apaisants :** Identifier ce qui exacerbe ou soulage la douleur peut aider à la gestion.
2. Médicaments analgésiques :
   - **Antalgiques non-opioïdes :** Paracétamol (acétaminophène), anti-inflammatoires non stéroïdiens (AINS) comme l'ibuprofène.
   - **Antalgiques opioïdes :** Morphine, tramadol, oxycodone. Ces médicaments sont souvent prescrits après des interventions chirurgicales majeures.
   - **Co-analgésiques :** Médicaments qui peuvent renforcer l'action des analgésiques, comme certains anticonvulsivants ou antidépresseurs.
3. Approches non médicamenteuses :
   - **Thermothérapie :** L'application de chaleur ou de froid peut soulager certains types de douleur.

- **Techniques de relaxation :** La respiration profonde, la méditation ou la visualisation peuvent aider à gérer la douleur.
- **Thérapies manuelles :** Massages, kinésithérapie ou ostéopathie.
- **Stimulation électrique transcutanée (TENS) :** Utilise de petits courants électriques pour soulager la douleur.

4. Prise en charge postopératoire :
- **Analgesia-Controlled-Epidural (ACE) :** Technique permettant au patient de s'auto-administrer des analgésiques par voie épidurale.
- **Bloc nerveux :** Anesthésie locale pour bloquer la douleur d'une zone spécifique.
- **Gestion multimodale de la douleur :** Combinaison de différentes approches pour maximiser le soulagement.

5. Douleurs chroniques en urologie :
- **Cystites interstitielles :** Une affection douloureuse de la vessie dont la prise en charge nécessite souvent une approche multidisciplinaire.
- **Douleurs post-chirurgie :** Certaines douleurs peuvent persister après la guérison initiale.

6. Éducation du patient :
- **Informations sur la douleur :** Aider le patient à comprendre la cause de sa douleur.
- **Plan de prise en charge :** Discuter des options de traitement et établir un plan.
- **Reconnaissance des effets secondaires :** Certains médicaments peuvent avoir des effets indésirables que le patient doit connaître.

7. Surveillance et suivi :
- **Évaluation régulière :** La douleur doit être régulièrement réévaluée pour s'assurer que le traitement est efficace.

- **Ajustement du traitement :** En fonction de l'évolution de la douleur et de la réponse au traitement.

La prise en charge de la douleur en urologie nécessite une approche holistique, combinant des stratégies médicamenteuses et non médicamenteuses. L'infirmier joue un rôle pivot, non seulement dans l'administration des médicaments et des traitements, mais aussi dans l'éducation, le soutien et le suivi du patient.

Traitements de la dysfonction érectile

La dysfonction érectile (DE) est définie comme l'incapacité persistante ou récurrente à obtenir ou à maintenir une érection suffisante pour une activité sexuelle satisfaisante. Sa prise en charge nécessite une approche multidimensionnelle qui tient compte des causes sous-jacentes, qu'elles soient physiologiques, psychologiques ou les deux.

1. Évaluation et diagnostic :
   Histoire médicale et sexuelle : Une évaluation complète des antécédents médicaux, des médicaments actuels et du style de vie est cruciale pour identifier les causes possibles.
   Tests physiologiques : Tests sanguins pour évaluer les niveaux d'hormones, le sucre sanguin, le cholestérol et d'autres indicateurs. D'autres tests comme le doppler penien peuvent aussi être utilisés.
   Évaluation psychologique : Déterminer si des facteurs tels que le stress, l'anxiété ou la dépression jouent un rôle.
2. Traitements médicamenteux :
   Inhibiteurs de la phosphodiestérase de type 5 (PDE5) : Ce sont les traitements les plus couramment

prescrits. Exemples : Sildénafil (Viagra), Tadalafil (Cialis), Vardénafil (Levitra) et Avanafil (Stendra).

Traitements hormonaux : Si la DE est causée par un déséquilibre hormonal, comme une faible production de testostérone, une thérapie de remplacement peut être envisagée.

3. Dispositifs et procédures :

Pompes à vide (pompes pénis) : Un dispositif qui encourage le flux sanguin vers le pénis en créant un vide.

Prothèses péniennes : Des implants chirurgicaux qui peuvent être gonflables ou semi-rigides.

Injections péniennes : Médicaments injectés directement dans le pénis, comme le alprostadil.

4. Thérapies non invasives :

Thérapie par ondes de choc : Des ondes sonores à basse intensité sont utilisées pour encourager la formation de nouveaux vaisseaux sanguins.

Thérapies psychologiques : La thérapie sexuelle ou la counseling peut être bénéfique, en particulier si des facteurs psychologiques contribuent à la DE.

5. Traitements alternatifs :

Acupuncture : Bien que les études soient mixtes, certains hommes ont trouvé un bénéfice dans cette approche traditionnelle chinoise.

Suppléments à base de plantes : Des remèdes tels que le ginseng rouge et le yohimbe ont été explorés, mais leur efficacité et leur sécurité doivent être davantage étudiées.

6. Modifications du mode de vie :

Amélioration de la diète : Une alimentation équilibrée favorise la circulation sanguine et la santé cardiaque.

Exercice régulier : Favorise la circulation, la confiance en soi et réduit le stress.

Éviter le tabac et l'alcool : Ces substances peuvent aggraver la DE.

Réduire le stress : Techniques de relaxation, méditation ou yoga peuvent aider.

7. Éducation et communication :

Soutien et counseling : Les patients et leurs partenaires peuvent bénéficier de séances d'information sur la DE, ses causes et ses traitements.

Maintien d'une communication ouverte : Les partenaires devraient discuter de leurs sentiments et préoccupations pour naviguer ensemble dans cette situation.

La dysfonction érectile est une affection qui peut affecter profondément l'estime de soi, la qualité de vie et les relations. Une approche individualisée du traitement, basée sur les causes sous-jacentes et les préférences du patient, est essentielle pour obtenir les meilleurs résultats possibles.

La chimiothérapie
et la radiothérapie en urologie

En urologie, la chimiothérapie et la radiothérapie sont des modalités thérapeutiques essentielles dans la prise en charge de divers cancers, notamment ceux de la vessie, des reins, de la prostate et des testicules. Comprendre ces traitements et leur rôle dans la gestion des affections urologiques est crucial pour les infirmiers spécialisés en urologie.

1. La chimiothérapie :

Définition : La chimiothérapie fait référence à l'utilisation de médicaments pour tuer ou inhiber la croissance des cellules cancéreuses.

Application en urologie :

- *Cancer de la vessie :* En instillation intravésicale ou en administration systémique.
- *Cancer du testicule :* Particulièrement pour les tumeurs non séminomateuses.
- *Cancer du rein :* Dans des situations avancées ou métastatiques.

Effets secondaires courants : Nausées, fatigue, chute de cheveux, myélosuppression (diminution des cellules sanguines).

Rôle de l'infirmier : Surveillance des effets secondaires, administration du traitement, éducation et soutien du patient.

2. La radiothérapie :

Définition : La radiothérapie utilise des rayonnements ionisants pour tuer ou réduire les cellules cancéreuses.

Application en urologie :

- *Cancer de la prostate :* La radiothérapie externe ou la curiethérapie (implants radioactifs) sont couramment utilisées.
- *Cancer de la vessie :* Utilisée soit en complément après chirurgie, soit comme traitement principal pour les patients non éligibles à une chirurgie.

Effets secondaires courants : Fatigue, réactions cutanées (semblables à des coups de soleil), symptômes gastro-intestinaux, irritations de la vessie.

Rôle de l'infirmier : Surveillance des réactions cutanées, gestion des effets secondaires, éducation du patient sur les soins de la peau et le suivi post-traitement.

3. Combinaison des traitements :

Certains patients peuvent nécessiter une combinaison de chimiothérapie et de radiothérapie, soit simultanément, soit séquentiellement. Cette décision dépend du type, de la localisation et du stade du cancer.

4. Soins infirmiers spécifiques :

Préparation des patients : Fournir des informations sur ce à quoi s'attendre, les effets secondaires potentiels et la manière de les gérer.

Suivi : Les consultations post-traitement sont essentielles pour surveiller la réponse au traitement, gérer les effets secondaires et répondre aux préoccupations des patients.

Soutien émotionnel : Le diagnostic de cancer et les traitements peuvent avoir un impact psychologique significatif. L'infirmier doit être à l'écoute, fournir un soutien et, si nécessaire, orienter vers des spécialistes.

Éducation : Instruire les patients sur l'importance de l'observance thérapeutique, la reconnaissance précoce des effets secondaires et quand solliciter de l'aide.

La chimiothérapie et la radiothérapie sont des piliers du traitement oncologique en urologie. L'infirmier joue un rôle central dans la gestion des patients, garantissant non seulement l'administration sûre et efficace des traitements, mais aussi en fournissant un soutien inestimable aux patients tout au long de leur parcours thérapeutique.

Chapitre 7 :
LES DÉFIS
ÉMOTIONNELS ET PSYCHOLOGIQUES

Comprendre les réactions des patients

Lorsqu'il s'agit de diagnostics et de traitements en urologie, en particulier ceux liés au cancer, les patients peuvent éprouver un large éventail d'émotions et de réactions. Il est impératif pour les soignants, notamment les infirmiers, de comprendre ces réactions pour offrir des soins holistiques.

1. Choc et incrédulité :
    Les diagnostics graves ou inattendus peuvent entraîner une phase initiale de choc. Le patient peut avoir du mal à assimiler l'information ou la réalité de la situation.
    Intervention infirmière : Offrir un environnement calme, donner du temps au patient pour poser des questions, clarifier toute information incomprise.
2. Peur et anxiété :
    La crainte de l'inconnu, des traitements invasifs, des effets secondaires, et du pronostic peuvent submerger le patient.
    Intervention infirmière : Écouter activement, rassurer le patient, fournir des informations détaillées sur ce à quoi s'attendre, recommander des techniques de relaxation ou de méditation.
3. Colère et frustration :
    Les patients peuvent se sentir en colère face à leur situation, se demandant "Pourquoi moi ?".
    Intervention infirmière : Valider les sentiments du patient sans jugement, offrir un espace d'expression

et, si nécessaire, orienter vers un psychologue ou un thérapeute.

4. Tristesse et dépression :

Face à un diagnostic ou des défis de santé, le patient peut ressentir une profonde tristesse, voire une dépression clinique.

Intervention infirmière : Soutenir le patient dans l'expression de ses sentiments, identifier les signes de dépression clinique, et si nécessaire, recommander une consultation psychiatrique.

5. Acceptation :

Avec le temps, la plupart des patients passent par une phase d'acceptation, intégrant leur condition ou leur diagnostic dans leur vie.

Intervention infirmière : Continuer de fournir des informations, soutenir les décisions du patient concernant les traitements, encourager l'autonomie.

6. Besoin d'information :

Les patients veulent souvent comprendre leur condition, les options de traitement, les effets secondaires et les pronostics.

Intervention infirmière : Fournir des informations claires, éviter le jargon médical, recommander des ressources fiables pour des informations complémentaires.

7. Préoccupations relatives à l'intimité :

En urologie, de nombreuses conditions et traitements peuvent affecter l'intimité et la fonction sexuelle.

Intervention infirmière : Aborder le sujet délicatement, fournir des informations sur les réhabilitations possibles, recommander des thérapeutes sexuels si nécessaire.

8. Réactions relatives à l'image corporelle :

Les chirurgies, comme l'ablation de la prostate ou des testicules, peuvent affecter la façon dont un patient perçoit son corps.

Intervention infirmière : Valider les sentiments du patient, offrir des ressources sur le soutien post-opératoire, encourager la communication avec les partenaires ou les proches.

En fin de compte, chaque patient est unique, et il est essentiel de reconnaître et de respecter leurs réactions individuelles. Une communication ouverte, une écoute empathique et une éducation appropriée sont les clés pour accompagner efficacement un patient à travers les défis associés aux soins urologiques.

L'impact psychologique des pathologies urologiques

La sphère urologique, de par sa nature, est intrinsèquement liée à des aspects profondément personnels et privés de l'existence humaine, tels que la sexualité, la procréation, et les fonctions corporelles basiques. Par conséquent, les pathologies urologiques ont souvent un impact psychologique significatif sur les patients, dépassant largement le cadre des simples symptômes physiologiques.

1. Altération de l'estime de soi :
   - Les affections urologiques, comme l'incontinence, peuvent affecter profondément l'estime de soi. Se sentir "hors de contrôle" de fonctions corporelles fondamentales peut créer un sentiment d'embarras ou de honte.
2. Problèmes d'intimité et de sexualité :
   - La dysfonction érectile, l'impuissance, ou la douleur pendant les rapports peuvent entraîner des tensions dans une relation, une diminution du désir sexuel, et des sentiments d'insuffisance ou d'anxiété.

3. Craintes liées à la fertilité :
- Des pathologies comme le cancer testiculaire peuvent susciter des inquiétudes concernant la capacité à procréer à l'avenir. Cela peut générer une détresse significative, surtout chez les jeunes patients.

4. Anxiété et dépression :
- Les diagnostics de cancer urologique, tels que le cancer de la prostate, peuvent engendrer des sentiments d'anxiété quant au pronostic, à la durée de vie, et à la qualité de vie future. Dans certains cas, cela peut conduire à une dépression clinique.

5. Isolement social :
- Les symptômes d'incontinence ou la nécessité de cathétérisme régulier peuvent amener certains patients à éviter les interactions sociales, par peur d'un incident ou par embarras.

6. Traumatisme post-opératoire :
- Après une chirurgie majeure, certains patients peuvent présenter des symptômes de stress post-traumatique, notamment des flashbacks de l'intervention ou une anxiété accrue concernant leur santé.

7. Répercussions sur l'identité de genre :
- Pour certains patients, en particulier ceux qui subissent des chirurgies radicales, comme une cystectomie totale (ablation de la vessie) avec une urostomie, il peut y avoir des questions profondes sur leur identité de genre et leur perception d'eux-mêmes en tant qu'homme ou femme.

8. Impact sur les proches :
- L'entourage du patient, qu'il s'agisse de partenaires, d'enfants ou d'amis, peut également ressentir un stress psychologique. Ils peuvent éprouver des sentiments d'impuissance, de tristesse ou d'anxiété concernant l'avenir du patient.

Pour gérer ces défis psychologiques, il est crucial d'adopter une approche holistique dans la prise en charge des patients atteints de pathologies urologiques. Cela inclut non seulement le traitement de la pathologie elle-même mais aussi l'offre de soutien psychologique, de counseling ou de thérapie pour aider le patient à naviguer dans les eaux souvent turbulentes des émotions et des réactions liées à leur condition. La collaboration entre urologues, infirmiers, psychologues et travailleurs sociaux est essentielle pour assurer un soutien complet et efficace.

La communication avec le patient et sa famille

La communication est une composante essentielle de la prise en charge médicale, en particulier dans le domaine de l'urologie, où les problématiques touchent souvent à des zones intimes et sensibles de la vie du patient. Une communication efficace peut grandement influencer la satisfaction du patient, l'adhésion au traitement et les résultats cliniques. Voici quelques considérations et conseils pour optimiser cette communication.

1. Établir une relation de confiance :
   • Commencer par une écoute active. Il est essentiel d'accorder une attention totale au patient, de reconnaître ses préoccupations et de valider ses sentiments.
   • Assurer la confidentialité des informations partagées, un élément fondamental pour établir et maintenir la confiance.
2. Clarifier le jargon médical :
   • Les termes urologiques peuvent être compliqués pour les non-initiés. Expliquez toujours les diagnostics, les procédures et les traitements en utilisant un langage simple et clair.

3. Évaluer la compréhension du patient :
- Après avoir partagé des informations, posez des questions ou demandez au patient de réitérer ce qu'il a compris. Cela vous permet de vérifier si le message a été clairement transmis.

4. Tenir compte de la culture et des croyances :
- Respectez les différences culturelles et religieuses qui peuvent influencer la perception de la maladie, du traitement et de la guérison.

5. Inclure la famille et les aidants :
- Les pathologies urologiques peuvent affecter non seulement le patient, mais aussi son entourage. Lorsque le patient y consent, impliquez la famille ou les aidants dans les discussions pour assurer une prise en charge globale.

6. Offrir des supports visuels :
- L'utilisation de schémas, de modèles anatomiques ou de brochures peut aider à clarifier des concepts complexes, notamment concernant l'anatomie et les procédures chirurgicales.

7. Fournir des informations écrites :
- Les patients peuvent être submergés par les informations. Remettre des brochures, des fiches récapitulatives ou des instructions écrites peut les aider à assimiler les informations chez eux.

8. Gérer les émotions :
- La peur, l'anxiété, la tristesse ou la colère peuvent surgir lors de consultations en urologie. Reconnaître ces émotions, les valider et offrir un soutien émotionnel est essentiel.

9. Encourager les questions :
- Créez un environnement où le patient se sent libre de poser des questions ou d'exprimer ses préoccupations sans jugement.

10. Planifier le suivi :
- Assurez-vous que le patient et sa famille savent comment et quand vous contacter pour des questions ultérieures ou des préoccupations. Cela

renforce le sentiment de sécurité et de soutien continu.

11. Éducation continue :
   - La formation à la communication est essentielle pour les professionnels de santé. La participation à des ateliers ou des séminaires sur la communication peut améliorer les compétences et renforcer la relation thérapeutique.

La communication est au cœur de la médecine, et plus encore dans un domaine aussi délicat que l'urologie. Une approche empathique, claire et ouverte peut grandement améliorer l'expérience du patient, influencer positivement les résultats thérapeutiques et renforcer la relation entre le patient, sa famille et l'équipe médicale.

Prendre soin de sa propre santé mentale en tant qu'infirmier

Être infirmier est l'une des professions les plus nobles, mais aussi l'une des plus exigeantes. Les infirmiers sont régulièrement confrontés à la douleur, à la souffrance, aux urgences médicales et aux décès. Dans le domaine de l'urologie, ils sont également amenés à traiter des problèmes intimes qui peuvent être émotionnellement chargés pour les patients. Ces responsabilités peuvent peser lourdement sur la santé mentale de l'infirmier. Il est donc crucial pour ces professionnels de la santé de prendre soin de leur bien-être psychologique.

1. Reconnaître les signes de stress et d'épuisement :
   - La fatigue, l'irritabilité, la tristesse, le retrait social, et les troubles du sommeil peuvent être des indicateurs de stress ou de burnout.

2. Établir des limites claires :
   * Bien qu'il soit naturel de vouloir aider tout le monde, il est essentiel de reconnaître ses propres limites et d'apprendre à dire non lorsque cela est nécessaire.
3. Trouver du temps pour soi :
   * Se réserver régulièrement des moments pour des activités relaxantes ou agréables, que ce soit la lecture, le sport, la méditation ou d'autres loisirs.
4. Chercher du soutien :
   * Parler à des collègues, des amis ou des proches peut aider à mettre les choses en perspective. Si nécessaire, envisagez de consulter un professionnel de santé mentale.
5. Développer une routine d'auto-soin :
   * Cela peut inclure une alimentation saine, de l'exercice régulier, un sommeil suffisant et des pauses pendant le travail.
6. Éviter l'isolement :
   * Partagez vos expériences avec d'autres infirmiers, participez à des groupes de soutien ou à des ateliers de bien-être pour les professionnels de santé.
7. La formation continue :
   * Des séminaires et des ateliers sur la gestion du stress, la résilience ou la méditation peuvent offrir des outils pour améliorer la santé mentale.
8. Se rappeler pourquoi :
   * Se remémorer régulièrement la raison pour laquelle vous avez choisi ce métier peut vous aider à reconnecter avec votre passion et à trouver du sens même dans les moments difficiles.
9. Mettre en place un environnement de travail sain :
   * Travaillez en collaboration avec vos collègues et votre administration pour créer un environnement de travail positif, qui soutient le bien-être des employés.
10. Prendre des congés :
   * Il est important de prendre des vacances et des jours de repos pour se ressourcer, loin des responsabilités professionnelles.

11. Éviter l'auto-médication :
- Certains peuvent être tentés d'utiliser de l'alcool, des médicaments ou d'autres substances pour gérer le stress. Ces solutions temporaires peuvent aggraver les problèmes à long terme.
12. Chercher de la supervision ou du mentorat :
- Avoir un mentor ou un superviseur avec qui discuter des défis professionnels peut fournir une perspective précieuse et des conseils.

La santé mentale est tout aussi importante que la santé physique, surtout dans un métier aussi exigeant que celui d'infirmier. Prendre le temps de prendre soin de soi, chercher du soutien, et mettre en place des routines saines sont autant d'étapes essentielles pour garantir une carrière longue, épanouissante et bénéfique tant pour l'infirmier que pour ses patients.

Chapitre 8 :
L'ÉTHIQUE EN UROLOGIE

Les dilemmes éthiques courants en urologie

L'urologie, tout comme d'autres branches de la médecine, est souvent confrontée à des défis éthiques. Ces défis touchent au cœur de la médecine, s'entrelaçant avec les convictions personnelles, les avancées technologiques, les attentes des patients, et les directives médicales. Les dilemmes éthiques sont omniprésents, car la médecine moderne repousse constamment les frontières de ce qui est possible, remettant en question ce qui est réellement souhaitable ou moral.

Prenons, par exemple, la question des interventions chirurgicales sur les enfants intersexués. Historiquement, de nombreuses procédures ont été réalisées dans la petite enfance pour attribuer un sexe "normal" à ces enfants. Toutefois, ces interventions, qui sont souvent irréversibles, sont actuellement remises en question. Est-il éthique de prendre une telle décision pour un enfant, souvent sans urgence médicale immédiate, avant qu'il puisse exprimer son propre sentiment d'identité de genre ou donner son consentement?

Autre sujet épineux : le traitement de la dysfonction érectile ou de l'incontinence chez des patients âgés ou gravement malades. Dans une société qui valorise la jeunesse et la vitalité, il peut être difficile de peser le bénéfice d'une amélioration de la qualité de vie par rapport aux risques potentiels de l'intervention chez un patient fragile. Faut-il encourager ces traitements pour le bien-être psychologique du patient, ou faut-il être plus prudent en tenant compte de l'âge et de la condition générale du patient ?

La transplantation rénale est également une source de dilemmes éthiques. Qui devrait être prioritaire sur la liste d'attente? Comment équilibrer l'âge, la gravité de la maladie, le mode de vie, et d'autres facteurs pour prendre une décision éthique? Et comment gérer le don de rein de donneurs vivants, où les enjeux émotionnels et relationnels peuvent compliquer encore davantage les considérations médicales?

De même, la prolifération des tests génétiques dans le domaine urologique, permettant de prévoir le risque de cancers ou d'autres maladies, ouvre la porte à des questionnements éthiques sur l'information à donner, la confidentialité, et les décisions prophylactiques qui peuvent s'ensuivre.

Et enfin, au cœur de tous ces dilemmes se trouve la relation entre le médecin et le patient. Jusqu'où un médecin doit-il aller pour respecter les souhaits de son patient, même s'il ne les partage pas? Comment naviguer entre l'autonomie du patient, l'obligation de ne pas nuire, et le désir de bien faire?

L'urologie, avec sa combinaison unique de préoccupations médicales et d'enjeux personnels profonds, offre une fenêtre sur les défis éthiques les plus pressants de notre époque. Elle nous rappelle que, si la science et la technologie continuent de progresser à un rythme effréné, notre capacité à réfléchir de manière critique et compassionnelle sur leurs implications est plus importante que jamais.

La confidentialité
et le consentement éclairé

En médecine, la confidentialité et le consentement éclairé sont deux principes éthiques fondamentaux qui garantissent le respect et la protection des droits des patients. Ces principes reflètent non seulement des obligations légales, mais aussi la confiance que les patients placent en leurs soignants, confiance qui est cruciale pour une relation thérapeutique efficace.

La **confidentialité** garantit que les informations personnelles et médicales d'un patient ne seront partagées qu'avec les professionnels de santé directement impliqués dans ses soins, sauf si le patient y consent ou si la loi l'exige. Cela protège la vie privée des patients, mais c'est aussi une question de dignité et de respect. En urologie, où des questions intimes et potentiellement embarrassantes sont souvent abordées, la confidentialité est d'autant plus essentielle. Les patients doivent savoir qu'ils peuvent parler ouvertement sans craindre que leurs informations soient divulguées de manière inappropriée.

Par ailleurs, le **consentement éclairé** est le processus par lequel un médecin informe le patient de toutes les options de traitement disponibles, de leurs avantages, de leurs risques et de leurs conséquences. Cela permet au patient de prendre une décision éclairée sur la voie à suivre. Le médecin doit s'assurer que le patient a bien compris toutes ces informations et qu'il a eu l'opportunité de poser des questions. Dans le domaine de l'urologie, où des interventions chirurgicales, des traitements médicamenteux et d'autres procédures peuvent avoir des conséquences significatives, obtenir un consentement éclairé est crucial. Cela garantit que le patient est pleinement associé à sa prise en charge, ce qui peut avoir un impact positif sur l'adhésion au traitement et sur les résultats cliniques.

L'importance de ces deux principes est renforcée par leur interconnexion. Sans confidentialité, un patient pourrait hésiter à partager des informations essentielles, compromettant ainsi sa propre sécurité et le processus de consentement éclairé. Et sans consentement éclairé, un patient pourrait se sentir trahi, car une intervention a été réalisée sans sa pleine compréhension ou son accord.

Ainsi, en respectant à la fois la confidentialité et le consentement éclairé, les professionnels de santé, et en particulier les urologues, honorent non seulement leurs obligations éthiques et légales, mais renforcent également le lien sacré de confiance qui les unit à leurs patients. C'est dans cet esprit de respect mutuel et de collaboration que la médecine atteint son plus haut potentiel, offrant des soins qui sont à la fois bienveillants et efficaces.

La fin de vie et la prise de décisions en urologie

La fin de vie est une période délicate et émotionnelle pour tout individu, sa famille et ses soignants. Dans le domaine de l'urologie, la fin de vie est souvent liée à des pathologies avancées telles que les cancers de la vessie, des reins ou de la prostate, mais elle peut aussi concerner d'autres affections urologiques chroniques et complexes. La prise de décision durant cette période revêt une importance particulière, car elle doit garantir une approche centrée sur le patient, en préservant sa dignité et son confort.

Le premier défi auquel sont confrontés les urologues et leur équipe est d'identifier le bon moment pour orienter les discussions vers des soins palliatifs plutôt que curatifs. Cela exige une évaluation rigoureuse de la maladie, du pronostic, mais aussi des désirs et des valeurs du patient. Une communication ouverte et honnête est primordiale. Le patient doit être informé de l'évolution possible de sa maladie, des traitements disponibles, de leurs avantages et de leurs inconvénients.

Cependant, la prise de décision ne se limite pas au choix du traitement. Elle englobe également des considérations sur la qualité de vie, les préférences du patient en matière de lieu de soins (par exemple, à domicile ou en hospice) et la discussion sur des directives anticipées ou des ordres de ne pas réanimer. Pour beaucoup, le soulagement de la douleur et le confort prennent le pas sur les interventions médicales agressives.

Un autre aspect crucial est le soutien émotionnel et psychologique. Les patients peuvent éprouver une gamme d'émotions, allant de la peur à la colère, en passant par la dépression ou l'acceptation. Ils peuvent avoir besoin d'une aide pour traiter des problèmes non résolus, exprimer leurs souhaits pour leurs derniers jours ou parler de leurs peurs concernant la mort et l'après. Les familles, quant à elles, peuvent avoir besoin de soutien pour gérer le deuil imminent et pour comprendre les décisions médicales.

Les équipes urologiques ont également la responsabilité de travailler en collaboration avec d'autres spécialistes, comme les oncologues, les anesthésistes, les psychologues ou les équipes de soins palliatifs, pour assurer une prise en charge complète et holistique du patient en fin de vie.

La prise de décisions en urologie à la fin de la vie est un processus complexe, multidimensionnel et profondément humain. Elle exige compassion, compétence, communication et, surtout, le respect du désir du patient de vivre ses derniers moments avec dignité et confort. Dans cette période, les urologues jouent un rôle central en étant à la fois médecins, conseillers et défenseurs de leurs patients.

Chapitre 9 :
LES COMPÉTENCES
INTERPROFESSIONNELLES

Travailler avec des urologues :
Une synergie nécessaire

L'univers médical est un lieu d'interactions constantes, où chaque spécialiste apporte sa pierre à l'édifice du bien-être du patient. Au sein d'un service d'urologie, cette collaboration se matérialise par une relation privilégiée entre l'infirmier et l'urologue. Ensemble, ils forment une équipe dont la synergie est essentielle à la prise en charge optimale des patients.

L'**urologue** possède une expertise pointue dans les pathologies des voies urinaires et génitales. Il établit les diagnostics, décide des interventions chirurgicales, et détermine les traitements à administrer. Cependant, cette expertise médicale, bien que cruciale, ne pourrait être pleinement efficiente sans la présence de l'**infirmier**.

L'**infirmier en urologie** est en effet le lien entre le patient et l'urologue. Il est la première ligne d'observation pour détecter les signes de complications, les changements dans l'état du patient ou les effets secondaires des traitements. De par son contact quotidien avec le patient, il est souvent le mieux placé pour évaluer le bien-être général de ce dernier, tant sur le plan physique qu'émotionnel.

Cette collaboration entre l'urologue et l'infirmier ne se limite pas seulement à l'échange d'informations cliniques. Ensemble, ils discutent des meilleures stratégies de prise en charge, partagent leurs observations et ajustent les soins en conséquence. L'infirmier apporte également sa perspective unique sur le vécu du patient, sur ses préoccupations, ses peurs ou ses espoirs, des informations essentielles à une prise en charge holistique.

Par ailleurs, travailler en étroite collaboration permet également une **formation continue mutuelle**. L'infirmier peut bénéficier des connaissances médicales de l'urologue pour parfaire ses compétences, tandis que l'urologue peut apprendre des techniques de soins spécifiques ou de la gestion des réactions des patients grâce à l'expérience de l'infirmier.

Mais cette synergie va au-delà de la simple relation binaire urologue-infirmier. Elle s'étend à toute l'équipe soignante : aides-soignants, kinésithérapeutes, psychologues, anesthésistes... Chaque membre apporte sa valeur ajoutée, et c'est dans cette union des compétences que réside la véritable force du service d'urologie.

Travailler avec des urologues n'est pas simplement une nécessité fonctionnelle, c'est une alliance, une coopération où chaque acteur, avec son savoir-faire et son expertise, concourt à offrir au patient les meilleurs soins possibles. Dans cette danse complexe et exigeante qu'est la médecine, la synergie entre l'infirmier et l'urologue est un pas harmonieux vers l'excellence.

La collaboration
avec d'autres spécialités médicales

L'urologie, bien qu'étant une spécialité distincte et approfondie, n'existe pas en vase clos. De par la nature interconnectée du corps humain, les pathologies urologiques peuvent influencer ou être influencées par d'autres systèmes et organes. Ainsi, une prise en charge efficace d'un patient en urologie nécessite souvent une collaboration étroite avec d'autres spécialistes médicaux.

1. Néphrologie : Cette spécialité est centrée sur les reins, qui sont des acteurs majeurs du système urinaire. Les néphrologues traitent des maladies rénales qui peuvent entraîner des complications urologiques. L'interaction entre les urologues et les néphrologues est donc essentielle pour la prise en charge globale des maladies rénales.

2. Oncologie : Étant donné que de nombreux cancers peuvent toucher le système urologique (cancer de la prostate, de la vessie, du rein...), l'urologue travaille en étroite collaboration avec l'oncologue pour élaborer et mettre en œuvre un plan de traitement adapté à chaque patient.

3. Radiologie : Que ce soit pour le diagnostic ou le suivi d'une pathologie urologique, l'urologue s'appuie souvent sur l'expertise du radiologue. Les imageries, telles que l'échographie, la TDM ou l'IRM, sont des outils précieux pour visualiser les structures internes et évaluer la nature et l'ampleur d'une anomalie.

4. Gynécologie : Les problèmes urologiques peuvent souvent avoir un impact sur la santé reproductive et vice versa. Les affections comme les fistules ou les prolapsus nécessitent une prise en charge conjointe de l'urologue et du gynécologue.

5. Endocrinologie : Dans des cas comme la dysfonction érectile, où un déséquilibre hormonal pourrait être un facteur, l'urologue pourrait consulter un endocrinologue pour une perspective plus complète.

6. Anesthésiologie : Avant toute intervention chirurgicale, une évaluation préopératoire par l'anesthésiste est essentielle. Cette collaboration garantit la sécurité du patient pendant l'opération.

7. Psychologie/Psychiatrie : Les affections urologiques, en particulier celles qui ont un impact sur la qualité de vie, peuvent également affecter la santé mentale du patient.

Travailler avec un psychologue ou un psychiatre peut aider à traiter les aspects émotionnels ou psychologiques des maladies urologiques.

En somme, si l'urologie est une spécialité médicale en soi, elle ne peut fonctionner en isolement. La complexité des pathologies et des traitements nécessite une approche multidisciplinaire. Cette collaboration entre différentes spécialités garantit une prise en charge globale du patient, où chaque aspect de sa santé est considéré et traité avec la plus grande attention.

Communiquer efficacement avec les techniciens, les aides-soignants et les assistants médicaux

La communication est l'un des piliers fondamentaux d'une prise en charge médicale réussie. Au sein du service d'urologie, où chaque patient est un cas unique avec des besoins spécifiques, une communication claire et efficace est primordiale. L'infirmier, au carrefour de nombreux échanges, se doit d'interagir avec divers professionnels de santé pour garantir la meilleure prise en charge possible.

1. Avec les techniciens en imagerie médicale :
   - **Définir clairement l'objectif de l'examen** : Que cherche-t-on à visualiser ou à exclure ?
   - **Transmettre toutes les informations pertinentes** : Informer sur les antécédents du patient, les allergies éventuelles ou les spécificités à prendre en compte pendant l'examen.
   - **Récupérer et interpréter les résultats** : Une fois l'examen terminé, obtenir une explication détaillée des résultats pour les intégrer dans le dossier du patient.

2. Avec les aides-soignants :
- **Clarifier les besoins du patient** : Certains patients peuvent avoir des besoins spécifiques en matière d'hygiène ou de mobilité.
- **Partager les observations** : L'aide-soignant est souvent le premier à remarquer les changements dans l'état de santé ou le comportement du patient. Un échange régulier d'observations est essentiel.
- **Définir des routines** : Une communication sur les habitudes ou les préférences du patient facilite sa prise en charge quotidienne.

3. Avec les assistants médicaux :
- **Coordonner les rendez-vous** : S'assurer que le patient reçoit les soins appropriés au bon moment.
- **Transmettre les informations médicales pertinentes** : Les antécédents, les allergies, les médicaments actuels et les recommandations du médecin doivent être clairement partagés.
- **Optimiser la logistique** : Les assistants médicaux jouent un rôle crucial dans la gestion des dossiers, l'approvisionnement en fournitures et la coordination des soins.

Conseils généraux pour une communication efficace :
- **Écouter activement** : Prendre le temps d'écouter permet d'obtenir des informations précieuses et de renforcer la confiance.
- **Utiliser un langage clair** : Éviter le jargon médical lorsque cela n'est pas nécessaire.
- **Mettre en place des réunions régulières** : Les points de rencontre réguliers garantissent que tout le monde est sur la même longueur d'onde.
- **Utiliser des outils de communication modernes** : Les systèmes informatisés, les applications dédiées ou même les messageries instantanées peuvent faciliter les échanges.
- **Donner et recevoir des retours** : La communication doit être bidirectionnelle. Il est essentiel d'encourager

les membres de l'équipe à partager leurs observations et à fournir des retours.

Au cœur de cette dynamique, l'infirmier joue un rôle essentiel. En assurant une communication fluide et continue avec les différents professionnels de santé, il contribue à optimiser les soins offerts au patient, à renforcer la cohésion de l'équipe et à garantir la sécurité et le bien-être du patient à chaque étape de sa prise en charge.

Chapitre 10 :
L'UROLOGIE PÉDIATRIQUE

Les différences anatomiques et physiologiques chez l'enfant

Le système urologique de l'enfant présente des différences marquées par rapport à celui de l'adulte, non seulement sur le plan anatomique mais également physiologique. Ces distinctions ont des implications directes sur la prise en charge clinique en urologie pédiatrique.

1. Anatomie de l'appareil urinaire chez l'enfant :
   - **Taille et position des reins :** Les reins d'un nouveau-né ou d'un enfant sont relativement plus gros en proportion de leur corps que ceux d'un adulte. De plus, ils se trouvent dans une position plus basse et se déplacent vers le haut à mesure que l'enfant grandit.
   - **Forme des reins :** Chez le fœtus et le nouveau-né, le rein a une forme lobée, qui s'atténue progressivement pour devenir lisse vers l'âge de 5 à 6 ans.
   - **Uretères :** Les uretères des enfants sont proportionnellement plus courts, ce qui peut augmenter le risque de reflux vésico-urétéral, une condition où l'urine remonte de la vessie vers les reins.
   - **Vessie :** La vessie d'un enfant est située plus haut dans l'abdomen par rapport à celle d'un adulte, et elle descend progressivement avec l'âge. De plus, sa capacité est moindre.
2. Physiologie rénale et des voies urinaires chez l'enfant :
   - **Filtration glomérulaire :** La fonction rénale, mesurée par le taux de filtration glomérulaire (TFG), est réduite

chez le nouveau-né. Elle atteint des valeurs adultes vers l'âge de 1 à 2 ans.

- **Concentration d'urine :** Les reins des nouveau-nés ont une capacité limitée à concentrer l'urine. Cette capacité s'améliore avec l'âge, permettant une meilleure régulation de l'équilibre hydrique.
- **Équilibre électrolytique :** Les reins des enfants sont moins efficaces pour réguler les électrolytes, rendant les enfants plus sensibles aux déséquilibres électrolytiques.
- **Contrôle de la vessie :** La continence urinaire évolue avec l'âge. Les jeunes enfants n'ont pas un contrôle complet de la miction, qui se développe généralement entre 2 et 4 ans.

3. Implications cliniques :

- **Infections urinaires :** Les caractéristiques anatomiques et physiologiques des enfants peuvent les rendre plus susceptibles aux infections urinaires.
- **Anomalies congénitales :** Certains problèmes urologiques, tels que les valves de l'urètre postérieur ou les anomalies rénales, sont spécifiques à la population pédiatrique.
- **Traitements :** Les médicaments et les interventions en urologie doivent être adaptés à l'anatomie et à la physiologie des enfants, avec une attention particulière à la posologie et aux techniques chirurgicales.

La prise en charge urologique de l'enfant nécessite une connaissance approfondie de ces différences pour assurer un diagnostic précis, un traitement adéquat et une récupération optimale. Elle demande également une approche spécifique, tenant compte des aspects émotionnels et psychologiques liés à cette population.

Les pathologies urologiques courantes chez l'enfant

L'urologie pédiatrique est un domaine spécifique qui s'occupe des affections urologiques survenant chez les enfants. Les pathologies urologiques courantes chez les enfants diffèrent parfois de celles observées chez les adultes, tant par leur nature que par leur prise en charge. Voici un aperçu de ces affections :

1. Infections des voies urinaires (IVU) :
   * Ce sont des infections courantes chez les enfants, en particulier chez les filles.
   * Les symptômes varient : fièvre, irritabilité, douleur abdominale, mictions fréquentes.
   * Une attention particulière est portée sur la détection du reflux vésico-urétéral, une condition où l'urine remonte de la vessie vers les reins, pouvant causer des IVU récurrentes.
2. Reflux vésico-urétéral (RVU) :
   * Il s'agit d'un retour anormal de l'urine de la vessie vers les uretères et éventuellement vers les reins.
   * Il peut provoquer des infections répétées et endommager les reins.
   * Le traitement peut être médical ou chirurgical selon la gravité.
3. Hypospadias :
   * Affection congénitale où l'ouverture de l'urètre se situe sur la face inférieure du pénis et non à l'extrémité.
   * Nécessite souvent une intervention chirurgicale pour repositionner l'ouverture de l'urètre.
4. Cryptorchidie (testicule non descendu) :
   * Lorsqu'un ou les deux testicules ne descendent pas dans le scrotum avant la naissance.
   * Le traitement peut être chirurgical, généralement réalisé avant l'âge de 2 ans.

5. Valves de l'urètre postérieur :
- Anomalie congénitale où des valves dans l'urètre empêchent l'écoulement normal de l'urine, provoquant une dilatation des voies urinaires.
- Peut entraîner des dommages rénaux si non traité.
- La chirurgie est le traitement habituel.

6. Syndrome de jonction pyélo-urétérale :
- Obstruction à la jonction entre le rein et l'uretère, entraînant une dilatation du bassinet rénal.
- Peut causer douleur, infections et atteinte rénale.
- Le traitement est souvent chirurgical.

7. Enurésie nocturne :
- Émission involontaire d'urine pendant le sommeil, courante chez les enfants, en particulier avant 7 ans.
- Plusieurs causes possibles : maturité vésicale retardée, production accrue d'urine pendant la nuit, sommeil profond.
- Le traitement comprend des modifications comportementales, des médicaments et parfois des alarmes pour le pipi au lit.

8. Hernie inguinale et hydrocèle :
- Une hernie inguinale se produit lorsqu'une partie de l'intestin pénètre dans le canal inguinal.
- L'hydrocèle est une accumulation de liquide autour du testicule.
- Les deux peuvent nécessiter une intervention chirurgicale.

9. Tumeurs rénales :
- Bien que rares, les tumeurs rénales, comme le néphroblastome ou tumeur de Wilms, peuvent se manifester chez l'enfant.
- Le traitement dépend de la taille, de la localisation et du type de tumeur.

Ces pathologies, parmi d'autres, nécessitent une prise en charge spécifique. Une détection précoce et une intervention appropriée sont essentielles pour garantir la meilleure issue possible pour l'enfant.

La prise en charge émotionnelle et psychologique du jeune patient

Lorsqu'un enfant est confronté à des problèmes médicaux, en particulier des pathologies urologiques, l'impact dépasse souvent le simple aspect physique. Les implications émotionnelles et psychologiques sont profondes, tant pour l'enfant que pour sa famille. Une prise en charge holistique doit inclure ces dimensions pour offrir un soutien complet au patient.

1. Compréhension de la peur et de l'anxiété :
   - **Reconnaissance :** Les enfants peuvent ne pas exprimer clairement leur anxiété. Être attentif aux signes subtils tels que l'agitation, les troubles du sommeil ou les changements de comportement est crucial.
   - **Information :** Expliquer les procédures médicales de manière adaptée à l'âge peut réduire la peur de l'inconnu. Utiliser des termes simples, des jouets ou des dessins pour aider à l'explication.
2. Encouragement et renforcement positif :
   - Les enfants répondent bien aux encouragements. Leur rappeler leur courage ou les récompenser après une procédure difficile peut aider à renforcer leur confiance.
3. Soutien de la famille :
   - Impliquer activement la famille dans les soins, car elle joue un rôle fondamental dans le soutien émotionnel de l'enfant.
   - Fournir des informations et des ressources aux parents pour les aider à comprendre et à gérer la situation.
4. Espaces adaptés aux enfants :
   - Un environnement hospitalier peut être intimidant. Disposer d'espaces colorés, ludiques et adaptés aux enfants peut contribuer à réduire le stress.

5. Intégration de la distraction :
   - L'utilisation de la distraction, comme les livres, les jeux, la musique ou les vidéos, peut être un moyen efficace de réduire l'anxiété avant ou pendant les procédures médicales.
6. Accès à un psychologue ou à un thérapeute spécialisé :
   - Dans des situations plus complexes ou prolongées, l'intervention d'un spécialiste formé à la prise en charge psychologique des enfants peut s'avérer bénéfique.
7. Groupes de soutien :
   - Intégrer des groupes de soutien où les enfants et leurs familles peuvent partager leurs expériences et leurs émotions avec d'autres personnes dans des situations similaires.
8. Suivi post-traitement :
   - Une fois le traitement terminé, assurer un suivi pour détecter et gérer d'éventuelles séquelles psychologiques, comme le stress post-traumatique.
9. Éducation et autonomie :
   - Encourager les enfants plus âgés à prendre une part active dans leurs soins, en les informant et en les éduquant. Cela peut renforcer leur sens de l'autonomie et améliorer leur estime de soi.

La prise en charge émotionnelle et psychologique d'un jeune patient n'est pas une option, mais une nécessité. Elle joue un rôle déterminant dans le rétablissement de l'enfant et sa capacité à faire face à des défis futurs.

Collaborer avec les parents ou tuteurs

Dans le parcours médical d'un enfant, les parents ou tuteurs sont bien plus que de simples spectateurs. Ils sont les premiers défenseurs, les soignants primaires, et souvent, les interprètes des maux et des douleurs de leur enfant. Leur rôle est si intrinsèque que toute intervention médicale ne peut être pleinement efficace sans leur implication et leur collaboration actives.

Dès les premières étapes du diagnostic, il est essentiel d'établir une relation de confiance avec les parents. Ces derniers, confrontés à l'inconnu d'une situation médicale, peuvent être submergés par la peur, l'angoisse ou la culpabilité. L'écoute empathique de leurs préoccupations, l'assurance de la qualité des soins que leur enfant recevra et la mise à disposition d'informations claires et compréhensibles sont des étapes cruciales pour instaurer cette confiance.

Les parents sont souvent les yeux et les oreilles des médecins et infirmiers lorsqu'il s'agit de décrire les symptômes, les habitudes et les réactions de leur enfant. Il est donc vital d'encourager une communication ouverte, où ils se sentent à l'aise de partager chaque détail, si infime soit-il. Ce sont ces informations qui peuvent parfois aider à affiner un diagnostic, à ajuster un traitement ou à anticiper une réaction.

Tout au long du traitement, la collaboration continue avec les parents est primordiale. Les impliquer activement dans les soins, que ce soit en leur apprenant certaines techniques de soins à domicile ou en les éduquant sur les médicaments et leurs effets secondaires, peut non seulement améliorer l'efficacité du traitement, mais aussi les rendre plus autonomes et confiants dans la prise en charge de leur enfant.

La collaboration ne s'arrête pas aux portes de l'hôpital ou du cabinet médical. Les rendez-vous de suivi, les réhabilitations et les éventuelles répercussions psychologiques peuvent se prolonger bien après. Assurer une transition en douceur vers le domicile, avec des ressources appropriées et un soutien constant, garantit que l'enfant et sa famille sont équipés pour gérer les défis futurs.

Enfin, reconnaître et valoriser le rôle des parents en tant que partenaires à part entière dans le processus de soins est essentiel. Leur amour, leur soutien et leur dévouement inconditionnels envers leur enfant peuvent faire une réelle différence dans la guérison. En collaborant étroitement avec eux, non seulement on assure une meilleure prise en charge médicale de l'enfant, mais on renforce également la structure de soutien autour de lui, ce qui est tout aussi vital pour son bien-être global.

Chapitre 11 :
L'UROLOGIE CHEZ LA FEMME

Les spécificités anatomiques et physiologiques

L'urologie est une discipline médicale complexe et vaste qui se consacre à l'étude, au diagnostic et au traitement des affections touchant l'appareil urinaire. Bien que les principaux organes impliqués dans l'appareil urinaire restent constants pour tous, il existe des variations significatives dans leur structure et leur fonction selon les âges, les sexes et parfois même les individus. C'est en comprenant ces nuances que les professionnels de santé peuvent offrir une prise en charge adaptée et efficace à chaque patient.

1. Les différences entre les sexes :
Hommes :
- La prostate, une glande spécifique à l'homme, joue un rôle central dans l'urologie. Elle produit un liquide qui nourrit et protège les spermatozoïdes.
- L'urètre masculin est plus long et traverse la prostate, ce qui rend les hommes moins susceptibles aux infections urinaires, mais potentiellement plus exposés à des affections de la prostate.

Femmes :
- Les femmes possèdent des structures appelées ovaires et trompes de Fallope, qui ne sont pas directement impliquées dans l'excrétion urinaire mais sont situées à proximité des voies urinaires.
- L'urètre féminin est plus court, ce qui peut rendre les femmes plus susceptibles aux infections urinaires.

2. De l'enfance à l'âge adulte :
Enfants :
- Les reins des nouveau-nés sont relativement plus gros par rapport à leur taille corporelle et mûrissent pendant les premières années de vie.
- Les fonctions rénales chez le nourrisson sont en développement, ce qui influence la concentration et le volume d'urine.

Adultes :
- À l'âge adulte, les reins atteignent leur pleine capacité fonctionnelle, mais cette capacité peut commencer à décliner à partir de la quarantaine, voire plus tôt en cas de maladies concomitantes.

3. Variabilité individuelle :
- Bien que les principaux organes de l'appareil urinaire soient universels, leur taille, leur forme et leur position peuvent varier d'une personne à l'autre.
- Certains individus peuvent présenter des anomalies congénitales, telles que des reins fusionnés ou un rein en position pelvienne.

4. Physiologie :
- La capacité de filtration des reins, leur capacité à concentrer ou à diluer l'urine, et la sécrétion d'hormones régulatrices telles que la rénine et l'érythropoïétine varient en fonction de l'âge, de l'état de santé et d'autres facteurs.

L'anatomie et la physiologie de l'appareil urinaire ne sont pas figées. Elles présentent des spécificités et des nuances qui nécessitent une attention particulière en urologie. La prise en compte de ces spécificités permet d'adapter les interventions, les traitements et les soins pour répondre au mieux aux besoins de chaque patient.

La gestion
des infections urinaires récurrentes

Les infections urinaires, ou cystites, touchent fréquemment la population, en particulier les femmes. Lorsqu'elles reviennent de manière répétée, parlant ainsi d'infections urinaires récurrentes, elles peuvent devenir une source de stress, d'inconfort et d'anxiété pour le patient. La gestion adéquate de ces infections nécessite une approche globale, allant de la prévention à la prise en charge thérapeutique adaptée.

1. Comprendre les causes:
Avant de pouvoir traiter efficacement les infections urinaires récurrentes, il est essentiel d'en identifier la cause. Les facteurs courants comprennent:
- Anomalies anatomiques des voies urinaires.
- Rétention d'urine.
- Rapports sexuels fréquents ou certaines techniques contraceptives.
- Modifications hormonales, notamment après la ménopause chez les femmes.
- Utilisation fréquente de cathéters.
- Affaiblissement du système immunitaire.

2. Prévention et habitudes de vie:
Plusieurs mesures peuvent aider à réduire le risque d'infections urinaires :
- Boire suffisamment d'eau pour aider à nettoyer le système urinaire.
- Uriner régulièrement, éviter de retenir l'urine.
- Uriner avant et après un rapport sexuel.
- Maintenir une bonne hygiène intime, en évitant les produits irritants.
- Chez les femmes post-ménopausées, discuter de l'utilité potentielle d'estrogènes topiques avec son médecin.

3. Approches thérapeutiques:
- **Traitement antibiotique:** Il est généralement prescrit en première intention. Pour les cas récurrents, un traitement prophylactique à long terme peut être envisagé.
- **Thérapies alternatives:** Des probiotiques, tels que les lactobacilles, peuvent être recommandés pour restaurer la flore vaginale. Certains compléments à base de canneberge sont également suggérés pour prévenir les récidives, bien que les études soient mixtes quant à leur efficacité.

4. Surveillance et évaluation régulières:
Les patients souffrant d'infections urinaires récurrentes devraient bénéficier d'un suivi régulier. Les analyses d'urine, voire une uroculture, peuvent être nécessaires pour déterminer l'efficacité du traitement en cours et ajuster le plan de soins en conséquence.

5. Sensibilisation et éducation:
Éduquer les patients sur les symptômes à surveiller et sur l'importance de consulter rapidement en cas de rechute est primordial. Plus une infection est traitée tôt, plus il est probable qu'elle soit résolue sans complications.

La gestion des infections urinaires récurrentes représente un défi tant pour les professionnels de santé que pour les patients. Cependant, avec une approche globale qui englobe prévention, traitement adapté et suivi régulier, il est possible d'apporter un soulagement significatif et d'améliorer la qualité de vie des personnes concernées.

L'incontinence urinaire et ses traitements chez la femme

L'incontinence urinaire chez la femme est un sujet délicat qui touche une proportion importante de la population féminine à différents moments de leur vie. Cette condition, bien que courante, reste souvent sous-diagnostiquée en raison de la gêne et de la stigmatisation associées. Il est crucial de comprendre les diverses formes d'incontinence urinaire et les options de traitement disponibles pour aider ces femmes à retrouver leur qualité de vie.

1. Comprendre l'incontinence urinaire:
L'incontinence urinaire se définit comme la perte involontaire d'urine. On distingue principalement :

- **L'incontinence urinaire d'effort (IUE)**: Elle se manifeste lors d'une augmentation de la pression intra-abdominale, comme lors d'un éternuement, d'un rire ou d'un exercice physique.
- **L'incontinence urinaire par impériosité (IUI)**: Elle est caractérisée par une envie soudaine et incontrôlable d'uriner.
- **L'incontinence mixte**: Elle combine les symptômes des deux types précédents.

2. Facteurs de risque:
Plusieurs éléments peuvent augmenter le risque d'incontinence urinaire chez les femmes:

- Grossesses et accouchements.
- Ménopause et diminution des niveaux d'estrogènes.
- Chirurgies pelviennes.
- Obésité.
- Affections neurologiques.
- Âge avancé.

3. Diagnostiquer l'incontinence urinaire:
Le diagnostic est essentiellement clinique. Une anamnèse détaillée, un examen clinique, des tests urodynamiques, et parfois une cystoscopie peuvent être nécessaires pour une évaluation complète.

4. Options thérapeutiques:

- **Rééducation périnéale et kinésithérapie:** Les exercices de Kegel, par exemple, renforcent les muscles du plancher pelvien, réduisant ainsi les symptômes de l'IUE.

- **Médicaments:** Certains médicaments, tels que les anticholinergiques ou les bêta-3 agonistes, peuvent être efficaces, en particulier pour l'IUI.
- **Dispositifs médicaux:** Les pessaires, par exemple, peuvent être insérés dans le vagin pour soutenir la vessie et réduire les fuites.
- **Interventions chirurgicales:** Parmi les options chirurgicales, on compte les bandes sous-urétrales, le traitement par neuromodulation des racines sacrées ou encore la chirurgie de colposuspension.
- **Stratégies comportementales:** La modification de la consommation de liquides, le "bladder training" ou l'apprentissage des techniques de miction différée peuvent aider à gérer l'IUI.

5. Gérer le quotidien:
- Utilisation de protections absorbantes spécifiques.
- Planification des visites aux toilettes.
- Éviter les boissons irritantes pour la vessie, comme la caféine et l'alcool.

L'incontinence urinaire chez la femme n'est pas une fatalité. De nombreuses options de traitement existent pour aider les femmes à retrouver une vie normale et à se sentir à nouveau en confiance. Une communication ouverte avec les professionnels de santé et la recherche d'informations appropriées sont essentielles pour prendre des décisions éclairées et adaptées à chaque situation.

Chapitre 12 :
GÉRER LES URGENCES EN UROLOGIE

Les situations d'urgence courantes en urologie

L'urologie, comme d'autres spécialités médicales, comporte son lot de situations d'urgence. Ces épisodes nécessitent une intervention rapide pour éviter des complications graves, voire fatales. Comprendre et reconnaître ces urgences permet une prise en charge efficace et opportune, optimisant ainsi les chances de récupération.

1. Rétention aiguë d'urine:
Il s'agit d'une incapacité soudaine à uriner, accompagnée d'un inconfort ou d'une douleur abdominale. Elle peut être due à une obstruction prostatique, des caillots sanguins, des médicaments, ou d'autres pathologies.
2. Traumatismes rénaux:
Les blessures aux reins peuvent survenir à la suite d'accidents de la route, de chutes, ou d'autres traumatismes directs. Elles peuvent provoquer des hémorragies internes, des lésions rénales ou des ruptures de l'appareil urinaire.
3. Coliques néphrétiques:
Causées par la migration de calculs rénaux, elles génèrent des douleurs abdominales intenses, souvent accompagnées de symptômes tels que des nausées, des vomissements et une hématurie (présence de sang dans les urines).
4. Torsion testiculaire:
C'est une situation où le testicule se tourne sur lui-même, coupant la circulation sanguine. Si elle n'est pas traitée

rapidement, cette condition peut entraîner une nécrose et une perte du testicule.

5. Infections sévères:

Une pyélonéphrite aiguë (infection rénale) ou une orchi-épididymite (infection testiculaire ou de l'épididyme) peut se présenter avec une forte fièvre, des douleurs et des signes d'infection urinaire. Sans traitement, ces infections peuvent se propager et devenir septiques.

6. Hématurie massive:

La présence d'une grande quantité de sang dans les urines, souvent due à des tumeurs, des traumatismes ou des infections, peut entraîner une obstruction des voies urinaires.

7. Rupture traumatique de la vessie:

Suite à un traumatisme, la vessie peut se rompre, entraînant une fuite d'urine dans la cavité abdominale ou péritonéale.

8. Priapisme:

Une érection prolongée et douloureuse qui n'est pas liée à une stimulation sexuelle, souvent due à certaines pathologies comme la drépanocytose, certains médicaments ou des problèmes veineux. Le priapisme nécessite une intervention rapide pour prévenir des dommages permanents.

9. Obstruction des voies urinaires:

Des tumeurs, des calculs ou d'autres pathologies peuvent bloquer le flux d'urine, entraînant une insuffisance rénale aiguë ou d'autres complications.

Les urgences urologiques sont variées et peuvent survenir dans divers contextes. Une compréhension approfondie de ces situations, associée à une formation adéquate et à une collaboration étroite avec les urologues, permettra aux professionnels de santé d'offrir les meilleurs soins possibles et d'éviter des complications sévères. Une réactivité et une intervention rapide sont souvent la clé pour gérer efficacement ces situations d'urgence.

L'évaluation rapide et la prise de décision

Dans le domaine médical, et particulièrement en urologie, la rapidité d'évaluation et de décision peut littéralement sauver des vies ou prévenir des séquelles irréversibles. Les situations d'urgence requièrent des compétences pointues pour reconnaître rapidement un problème, évaluer sa gravité, et décider de la meilleure marche à suivre.

1. L'importance de la première impression:
Dès l'arrivée d'un patient, son apparence générale, sa démarche, son niveau de douleur ou d'anxiété peuvent donner des indices précieux sur la gravité de sa condition.

2. Recueil rapide des antécédents:
Savoir si un patient a des antécédents d'affections urologiques, de chirurgies ou de médicaments peut aider à cibler rapidement la cause d'une urgence.

3. L'examen physique ciblé:
En fonction de la présentation du patient, un examen ciblé, qu'il s'agisse de la palpation de l'abdomen, de l'examen des organes génitaux ou de l'inspection de la région lombaire, peut fournir des informations essentielles.

4. L'utilisation judicieuse des diagnostics rapides:
Des tests comme une analyse d'urine, une échographie ou une tomodensitométrie (TDM) peuvent rapidement offrir des informations cruciales sur des affections telles que la torsion testiculaire, les coliques néphrétiques ou une rupture de la vessie.

5. La communication avec d'autres professionnels de santé:
En cas d'incertitude, une consultation rapide avec un urologue ou un autre spécialiste peut être inestimable. Un échange rapide peut orienter vers la bonne décision.

6. La connaissance des protocoles d'urgence:
Chaque établissement a des protocoles pour gérer les urgences. Les connaître par cœur assure une intervention rapide et appropriée.

7. L'évaluation du risque:
Parfois, la décision la plus rapide n'est pas la meilleure. Evaluer les risques potentiels d'une intervention par **rapport aux avantages est crucial.**

8. La prise en compte du confort et des désirs du patient:
Même dans des situations urgentes, il est essentiel de tenir compte du confort du patient, de ses souhaits et de ses préoccupations lors de la prise de décision.

9. La revue post-intervention:
Après chaque urgence, prendre un moment pour analyser la situation, réfléchir à ce qui s'est bien passé, à ce qui aurait pu être fait différemment, permet de s'améliorer pour les situations futures.

L'évaluation rapide et la prise de décision en urologie sont des compétences essentielles qui s'affinent avec l'expérience, la formation continue et une collaboration étroite avec d'autres professionnels de santé. Les urgences urologiques, par leur nature, nécessitent une réactivité et une rigueur constantes pour offrir les meilleurs soins possibles aux patients en détresse.

La collaboration avec les équipes d'urgence

L'urologie, tout comme d'autres disciplines médicales, peut nécessiter des interventions d'urgence. Dans ces moments critiques, la collaboration entre les infirmiers en urologie et les équipes d'urgence est primordiale pour assurer une prise en charge rapide, efficace et sécuritaire du patient. C'est un ballet médical complexe où chaque acteur joue un rôle déterminant.

1. Reconnaissance mutuelle des compétences:
Les équipes d'urgence ont une formation spécialisée pour répondre rapidement à des situations imprévues et graves. De leur côté, les infirmiers en urologie détiennent une expertise pointue sur les pathologies urologiques. Reconnaître et respecter les compétences de chacun favorise une collaboration harmonieuse.

2. Communication claire et concise:
Dans une situation d'urgence, le temps est précieux. Transmettre les informations essentielles de manière claire et rapide évite les erreurs et les retards.

3. Protocoles pré-établis:
Des protocoles d'intervention en cas d'urgence urologique devraient être établis et révisés régulièrement. Ces guides offrent une marche à suivre claire, réduisant l'incertitude et accélérant la prise de décision.

4. Simulations et formations conjointes:
Réaliser des simulations d'urgences urologiques avec les équipes d'urgence permet de tester et d'affiner les protocoles, tout en renforçant la collaboration.

5. Points de contact désignés:
Avoir des personnes désignées dans chaque équipe pour communiquer facilite l'échange d'informations et réduit les quiproquos.

6. Rétroaction post-intervention:
Après une intervention d'urgence, une séance de débriefing avec toutes les parties impliquées peut aider à identifier les réussites et les domaines d'amélioration.

7. Compréhension des équipements:
Une familiarité avec les équipements utilisés par chaque équipe (qu'il s'agisse d'outils d'urologie ou d'équipements d'urgence) facilite la collaboration en situation d'urgence.

8. Respect des rôles et responsabilités:
Chaque membre de l'équipe, qu'il s'agisse de l'infirmier en urologie, du médecin urgentiste ou du technicien médical, a un rôle spécifique à jouer. Comprendre et respecter ces rôles assure un déroulement fluide des interventions.

9. Soutien émotionnel et psychologique:
Les situations d'urgence sont stressantes. Offrir un soutien émotionnel et psychologique mutuel renforce les liens entre les équipes et améliore la résilience professionnelle.

La collaboration entre les infirmiers spécialisés en urologie et les équipes d'urgence est essentielle pour garantir la sécurité et le bien-être des patients. Cette collaboration, basée sur le respect mutuel, une communication efficace et une formation conjointe, peut faire la différence entre la vie et la mort lors d'une urgence urologique.

Chapitre 13 :
LA RECHERCHE EN UROLOGIE

L'importance de la recherche clinique et fondamentale

L'urologie, comme toute discipline médicale, évolue constamment grâce aux avancées de la recherche. Que ce soit pour approfondir notre compréhension des mécanismes sous-jacents des pathologies ou pour développer de nouvelles approches thérapeutiques, la recherche est un pilier central de la progression médicale. Deux branches principales, la recherche clinique et la recherche fondamentale, guident cette évolution, chacune avec son importance propre.

1. La recherche fondamentale : explorer les bases de la connaissance
   - **Définition:** La recherche fondamentale s'intéresse aux mécanismes élémentaires des phénomènes naturels. En urologie, elle explore des sujets tels que la génétique, la biologie moléculaire ou la physiologie des systèmes urinaires.
   - **Importance:** Cette recherche établit les fondements théoriques qui, à terme, conduiront à des innovations médicales. Par exemple, comprendre les mécanismes moléculaires de l'apparition d'un cancer de la vessie peut ouvrir la voie à des traitements ciblés.
2. La recherche clinique : de la théorie à la pratique
   - **Définition:** La recherche clinique évalue l'efficacité et la sécurité de nouvelles interventions, que ce soient des médicaments, des procédures chirurgicales ou des dispositifs médicaux, sur les patients.

- **Importance:** Elle permet d'introduire des innovations en pratique clinique, garantissant que ces innovations sont à la fois sûres et efficaces. Par exemple, un nouveau médicament pour traiter l'incontinence pourrait être testé à travers des essais cliniques avant d'être largement adopté.

3. Synergie entre fondamentale et clinique
- Les découvertes en recherche fondamentale inspirent souvent de nouvelles approches cliniques. Inversement, les problématiques relevées en clinique peuvent orienter les questions posées en recherche fondamentale.

4. Impact sur la prise en charge des patients
- Grâce à la recherche, les protocoles de traitement deviennent plus efficaces, réduisant par exemple les effets secondaires ou les durées d'hospitalisation.

5. Influence sur les politiques de santé
- Les résultats de la recherche peuvent influencer les recommandations médicales officielles et les décisions en matière de remboursement des traitements.

6. Formation et éducation
- La recherche maintient les professionnels de santé à la pointe de la connaissance, assurant que les patients bénéficient des dernières avancées.

7. Encouragement à l'innovation
- La recherche crée un environnement stimulant qui encourage l'innovation, attirant souvent les esprits les plus brillants dans le domaine.

L'urologie, soutenue par la recherche clinique et fondamentale, continue d'évoluer pour répondre au mieux aux besoins des patients. Ces deux branches de la recherche, bien que différentes dans leurs approches, sont indissociables et conjointement responsables des avancées médicales que nous observons aujourd'hui. Elles symbolisent l'engagement perpétuel de la communauté médicale à améliorer la qualité de vie des patients.

Participer à des études
et des essais cliniques

La participation à des études et des essais cliniques est un élément essentiel pour faire avancer la médecine et, en particulier, le domaine de l'urologie. Pour les professionnels de santé, être impliqué dans ces études signifie non seulement contribuer à l'évolution de leur discipline, mais aussi assurer une prise en charge optimale des patients grâce à des connaissances et des techniques actualisées. Voici une exploration détaillée de cette démarche.

1. Comprendre les essais cliniques :
   - **Qu'est-ce qu'un essai clinique ?** Il s'agit d'une étude menée chez l'humain pour évaluer l'efficacité et la sécurité d'un nouveau traitement, d'une nouvelle technique chirurgicale ou d'un dispositif médical.
   - **Phases des essais cliniques :** Les essais sont généralement classés en différentes phases (I à IV), chacune ayant un objectif spécifique, de la sécurité d'un nouveau traitement à son efficacité comparée aux standards actuels.
2. Les motivations pour participer :
   - **Contribuer à la science :** Participer à des essais cliniques permet de contribuer activement à la progression de la médecine.
   - **Accès à de nouveaux traitements :** Les patients impliqués dans des essais cliniques peuvent bénéficier de traitements innovants non encore disponibles pour le grand public.
   - **Formation continue :** Pour les professionnels de santé, ces études représentent une opportunité de formation continue, leur permettant de rester à la pointe de leur spécialité.
3. Comment s'impliquer ?
   - **Formation et certification :** Avant de s'engager dans un essai clinique, les professionnels de santé doivent

souvent suivre une formation spécifique et obtenir une certification.

- **Recherche d'opportunités :** Les associations professionnelles, les universités, les hôpitaux et les entreprises pharmaceutiques sont de bonnes sources pour trouver des études pertinentes à son domaine d'expertise.

4. Considérations éthiques :

- **Consentement éclairé :** Il est crucial de s'assurer que tous les participants (surtout les patients) comprennent pleinement les risques et les avantages de l'essai, et qu'ils donnent leur consentement en toute connaissance de cause.
- **Confidentialité :** La protection des données personnelles des participants est primordiale.

5. Collaborations multidisciplinaires :

- **Travailler en équipe :** Les essais cliniques sont souvent l'effort conjoint de plusieurs professionnels : urologues, infirmiers, chercheurs, biostatisticiens, etc. Cette collaboration est essentielle pour la réussite de l'étude.

6. Analyse et publication :

- **Partager les résultats :** Une fois l'étude terminée, il est essentiel d'analyser les données et de les publier, afin que la communauté médicale puisse en bénéficier.

Participer à des études et des essais cliniques en urologie est une responsabilité et un privilège. Cela permet aux professionnels de santé d'être à la pointe de la recherche, d'offrir les meilleurs soins possibles à leurs patients et de contribuer activement à l'évolution de la médecine. Toutefois, cette participation exige rigueur, intégrité et un engagement profond envers l'éthique médicale.

Comment rester informé des avancées récentes en recherche urologique

Dans une discipline aussi dynamique que l'urologie, les avancées en matière de recherche et de traitement sont constantes. Pour les professionnels de santé, il est essentiel de rester informé de ces progrès pour garantir des soins optimaux à leurs patients. Voici comment ils peuvent y parvenir.

1. Abonnements à des revues médicales spécialisées :
   - **Des revues de référence :** Des publications telles que "The Journal of Urology", "European Urology", ou "BJU International" publient régulièrement des articles sur les dernières recherches en urologie.
   - **L'accès en ligne :** De nombreux journaux offrent désormais un accès numérique, permettant une consultation plus aisée et régulière des derniers articles.
2. Participer à des congrès et conférences :
   - **Rencontres annuelles :** Les congrès nationaux et internationaux, comme ceux organisés par l'Association Urologique Américaine ou la Société Européenne d'Urologie, sont d'excellentes occasions de découvrir les dernières avancées, d'assister à des présentations et de rencontrer des experts.
   - **Ateliers et séminaires :** Ces événements de plus petite envergure offrent souvent une formation plus spécialisée et ciblée sur des sujets précis.
3. Formation continue et certifications :
   - Les programmes de formation continue sont conçus pour mettre à jour les connaissances et compétences des professionnels. Ils peuvent couvrir un large éventail de sujets, des nouvelles techniques chirurgicales aux avancées en matière de diagnostic.

4. Collaborer avec des institutions de recherche :
   - En travaillant en étroite collaboration avec des universités ou des centres de recherche, les professionnels peuvent rester au fait des projets de recherche en cours et des résultats émergents.
5. Utilisation des plateformes en ligne :
   - **Ressources académiques :** Des plateformes telles que PubMed permettent l'accès à une vaste bibliothèque d'articles médicaux.
   - **Forums professionnels :** Des forums et des groupes spécialisés, souvent accessibles via des associations professionnelles, permettent d'échanger sur des études récentes et des expériences cliniques.
6. Networking avec des collègues :
   - Les échanges réguliers avec des collègues urologues peuvent apporter des informations précieuses, notamment sur des études en cours ou des techniques innovantes.
7. S'engager dans la recherche soi-même :
   - En participant activement à la recherche, les urologues peuvent non seulement contribuer à l'avancement de la discipline, mais aussi rester informés des tendances actuelles.
8. Utiliser les médias sociaux :
   - De plus en plus de professionnels de santé utilisent des plateformes comme Twitter pour partager et discuter des dernières publications et innovations en médecine.

Rester informé des avancées récentes en recherche urologique demande un engagement constant et une curiosité active. C'est un investissement essentiel pour tout professionnel souhaitant offrir les meilleurs soins à ses patients et contribuer à l'évolution de son domaine d'expertise.

Chapitre 14 :
LA PRÉVENTION
ET L'ÉDUCATION EN UROLOGIE

Les programmes de prévention des maladies urologiques

La prévention des maladies urologiques est un enjeu majeur de santé publique. Ces programmes visent à réduire l'incidence de certaines affections, à améliorer le dépistage précoce et à promouvoir des habitudes de vie saines afin de préserver la santé urinaire. Voici un aperçu des initiatives clés et des approches adoptées dans le cadre des programmes de prévention.

1. Éducation et sensibilisation :
- **Ateliers éducatifs :** Organisés dans les hôpitaux, les écoles ou au sein de la communauté, ils abordent les bases de l'anatomie et de la physiologie urinaires, ainsi que les comportements à risque.
- **Campagnes médiatiques :** Via la télévision, la radio, l'internet ou la presse écrite, elles sensibilisent le public à l'importance du dépistage et de la prévention.

2. Promotion de la santé urinaire :
- **Hydratation :** Boire suffisamment d'eau est essentiel pour la santé des reins et la prévention des infections urinaires.
- **Habitudes alimentaires :** Une alimentation équilibrée, faible en sel et riche en fibres, aide à prévenir les calculs rénaux et d'autres affections urologiques.
- **Exercice régulier :** Favorise une bonne circulation sanguine, essentielle pour la santé des reins.

3. Dépistage précoce :
- **Examens réguliers :** Les contrôles annuels chez le médecin peuvent inclure des tests d'urine pour détecter les signes précoces de maladies.
- **Auto-examen :** En particulier pour les hommes, la connaissance des techniques d'auto-examen testiculaire peut aider à détecter les signes précoces de cancer.

4. Réduction des facteurs de risque :
- **Lutte contre le tabagisme :** Le tabagisme est un facteur de risque pour de nombreuses affections urologiques, notamment le cancer de la vessie.
- **Limitation de la consommation d'alcool :** Une consommation excessive d'alcool peut augmenter le risque de maladies rénales.

5. Promotion de la santé sexuelle :
- **Utilisation de protections :** Le port du préservatif réduit le risque d'infections et de maladies transmises sexuellement, pouvant affecter le système urinaire.
- **Éducation sexuelle :** Les programmes scolaires et communautaires abordent la prévention des IST et la santé urologique.

6. Formation des professionnels de santé :
- Les médecins, les infirmiers et d'autres professionnels de santé reçoivent une formation continue pour être à jour sur les meilleures pratiques de prévention.

7. Partenariats et collaborations :
- La collaboration entre hôpitaux, cliniques, établissements d'enseignement, ONG et gouvernements est essentielle pour élaborer et mettre en œuvre des programmes de prévention efficaces.

8. Recherche et innovation :
- Les études et la recherche continuent d'informer les meilleures pratiques en matière de prévention et peuvent conduire à de nouvelles approches ou technologies pour anticiper et traiter les maladies urologiques.

La prévention est souvent le premier pas vers un système urologique sain. Grâce à une combinaison d'éducation, de dépistage, de promotion de comportements sains et de formation professionnelle, les programmes de prévention des maladies urologiques jouent un rôle essentiel dans la réduction de l'incidence et de l'impact de ces maladies.

Éduquer les patients sur l'hygiène de vie et les comportements à risque

La prévention et la prise en charge des maladies urologiques passent non seulement par des soins médicaux adaptés, mais aussi par une éducation des patients sur les comportements à adopter ou à éviter. Informer les patients de l'importance d'une bonne hygiène de vie peut significativement réduire le risque d'affections et favoriser une meilleure qualité de vie.

1. L'importance de l'hydratation :
L'eau est essentielle pour le fonctionnement optimal des reins. Elle aide à éliminer les déchets et les toxines de l'organisme, prévenant ainsi la formation de calculs rénaux et les infections urinaires.
- **Conseil :** Recommandez aux patients de boire au moins 1,5 à 2 litres d'eau par jour, voire plus en cas de forte chaleur ou d'exercice physique intense.

2. Une alimentation équilibrée :
Certains aliments peuvent influencer la santé urologique.
- **Conseil :** Favoriser une alimentation riche en fibres, faible en sel et en protéines animales pour réduire le risque de calculs rénaux. Préconiser la consommation de fruits et légumes, source d'antioxydants bénéfiques pour la vessie.

3. Lutte contre le tabagisme :
Fumer peut augmenter le risque de cancers urologiques, notamment celui de la vessie.

- **Conseil :** Encourager les patients fumeurs à rejoindre des programmes de sevrage tabagique et les informer des risques associés à la consommation de tabac.

4. La santé sexuelle :

Les infections sexuellement transmissibles peuvent affecter le système urologique.

- **Conseil :** Préconiser l'utilisation de protections lors des rapports sexuels et recommander des tests de dépistage réguliers pour les personnes sexuellement actives.

5. Activité physique :

Un exercice régulier favorise une bonne circulation sanguine, bénéfique pour les reins, et prévient l'obésité, facteur de risque pour plusieurs maladies urologiques.

- **Conseil :** Encourager les patients à intégrer une routine d'activité physique adaptée à leur condition et à leurs besoins.

6. Limitation de la consommation d'alcool :

L'alcool peut solliciter les reins et augmenter le risque de maladies rénales.

- **Conseil :** Informer sur les limites de consommation d'alcool recommandées et conseiller une consommation modérée.

7. Éviter la constipation :

La constipation chronique peut augmenter la pression dans le bassin et affecter la vessie.

- **Conseil :** Recommander une alimentation riche en fibres et une hydratation suffisante pour prévenir la constipation.

Éduquer les patients est un rôle central de l'infirmier en urologie. En fournissant des informations claires et en établissant un dialogue ouvert, l'infirmier peut aider les patients à prendre des décisions éclairées concernant leur santé et à adopter des comportements favorables à la prévention des maladies urologiques.

Le rôle de l'infirmier comme éducateur et conseiller

L'infirmier en urologie est non seulement un professionnel de santé qui administre des soins, mais il est également un éducateur et un conseiller pour ses patients. Cette dualité de fonctions fait de lui un pilier central dans la prise en charge globale, tant sur le plan curatif que préventif.

1. L'éducateur au service de la prévention :
Le vieil adage "mieux vaut prévenir que guérir" prend tout son sens dans le rôle de l'infirmier.

- **Sensibilisation :** Informer les patients sur les risques liés à certains comportements, comme le tabagisme ou une mauvaise alimentation, est crucial pour prévenir les maladies urologiques.
- **Formation :** L'infirmier enseigne également aux patients comment administrer certains médicaments, comment s'auto-sonder, ou comment prendre soin d'une plaie post-opératoire.
- **Apprentissage :** Par le biais d'ateliers, de brochures ou de discussions, l'infirmier donne aux patients les outils pour comprendre leur pathologie et le traitement associé.

2. Le conseiller à l'écoute de ses patients :
L'infirmier est souvent le premier interlocuteur des patients. Sa proximité avec eux fait de lui un conseiller de choix.

- **Accompagnement émotionnel :** Face à une maladie ou une intervention chirurgicale, les patients peuvent éprouver de l'angoisse ou des incertitudes. L'infirmier les rassure, les écoute, et leur offre un soutien psychologique.
- **Orientation :** Dans le parcours de soins, l'infirmier guide les patients, les oriente vers les bons interlocuteurs, ou les aide à préparer la prochaine étape de leur prise en charge.

- **Médiation :** Si un patient a des inquiétudes concernant son traitement, l'infirmier peut servir d'intermédiaire entre lui et le médecin pour éclaircir des points ou pour adapter le traitement si nécessaire.

3. Un rôle d'actualisation et d'adaptation :
La médecine évolue constamment, et avec elle, les meilleures pratiques.
- **Formation continue :** Pour être un bon éducateur, l'infirmier doit lui-même être formé régulièrement. Il s'informe des nouvelles avancées médicales, des nouveaux traitements, et des nouvelles techniques pour mieux les transmettre à ses patients.
- **Personnalisation du conseil :** Chaque patient est unique, et l'infirmier adapte ses conseils en fonction des besoins, des inquiétudes, et du parcours de chacun.

L'infirmier joue un rôle essentiel comme éducateur et conseiller. Sa double fonction lui permet de combler le fossé entre la théorie médicale et la réalité quotidienne des patients. En apportant des connaissances, une écoute attentive, et une guidance personnalisée, il favorise une meilleure compréhension, une meilleure adhésion aux traitements, et finalement, une meilleure santé pour ses patients.

Chapitre 15 :
LES TECHNOLOGIES ÉMERGENTES EN UROLOGIE

Les innovations en matière de diagnostic

L'urologie, à l'instar de nombreuses autres spécialités médicales, bénéficie d'innovations constantes qui améliorent la précision des diagnostics, réduisent la douleur et l'inconfort pour les patients, et accélèrent les délais de récupération. Voici un aperçu des avancées notables en matière de diagnostic en urologie :

1. L'imagerie médicale avancée :
   - **IRM multiparamétrique :** Cette technique permet d'évaluer plus précisément les lésions suspectes, notamment dans le diagnostic du cancer de la prostate. Elle combine différentes séquences d'IRM pour offrir une vision détaillée des tissus.
   - **Tomosynthèse :** Une évolution du scanner classique, cette technologie génère des images en 3D de la zone ciblée, offrant une meilleure visualisation des structures urologiques.
2. Biomarqueurs et tests génétiques :
   - **Tests d'urine avancés :** Au-delà de l'analyse d'urine standard, des tests plus sophistiqués peuvent maintenant détecter des biomarqueurs spécifiques de certaines pathologies urologiques.
   - **Séquençage génomique :** La détection de mutations génétiques permet de prédire le risque de certaines maladies urologiques et d'ajuster la surveillance et le traitement en conséquence.

3. Cystoscopie améliorée :
- **Cystoscopie en fluorescence :** Elle utilise des agents spécifiques qui rendent les tumeurs de la vessie "fluorescentes" sous une lumière bleue, rendant les lésions plus visibles et améliorant la détection.
- **Cystoscopie virtuelle :** Plutôt que d'insérer un cystoscope dans la vessie, cette méthode utilise des scanners CT pour créer des images 3D de l'intérieur de la vessie.

4. Biopsies guidées :
- **Biopsies par fusion :** Dans le diagnostic du cancer de la prostate, cette technique combine les images de l'IRM et de l'échographie pour guider la biopsie avec une précision accrue, ciblant spécifiquement les zones suspectes.

5. Techniques d'échographie innovantes :
- **Échographie élastographique :** Cette méthode évalue la rigidité des tissus, ce qui peut aider à différencier les tissus normaux des tumeurs.
- **Échographie Doppler couleur :** Elle évalue le flux sanguin, utile pour examiner les tumeurs et d'autres lésions qui peuvent avoir des caractéristiques vasculaires distinctes.

6. Intelligence artificielle (IA) et télémédecine :
- **Systèmes basés sur l'IA :** Ces systèmes peuvent aider à analyser rapidement de grandes quantités de données, comme des images médicales, pour identifier des anomalies.
- **Consultations à distance :** La télémédecine permet d'évaluer, de diagnostiquer et même de suivre les patients sans nécessiter de visites physiques fréquentes.

Les innovations en matière de diagnostic en urologie sont à l'avant-garde des soins médicaux modernes. Elles contribuent non seulement à une meilleure précision dans l'identification des maladies, mais aussi à une meilleure expérience pour le patient. Il est essentiel pour les professionnels de la santé en urologie de se tenir informés de ces avancées afin de fournir les meilleurs soins possibles à leurs patients.

Les nouvelles techniques chirurgicales et interventions mini-invasives

L'urologie, en tant que discipline médicale, a connu d'énormes progrès au cours des dernières décennies, avec une tendance marquée vers des procédures moins invasives. Ces méthodes, plus douces pour le patient, promettent des temps de récupération plus rapides, moins de douleur et des cicatrices réduites.

1. Chirurgie robot-assistée :
   • **Da Vinci Surgical System :** Probablement la plateforme robotique la plus reconnue, elle permet aux chirurgiens d'effectuer des interventions avec une précision exceptionnelle, tout en bénéficiant d'une vision tridimensionnelle agrandie du champ opératoire. Elle est couramment utilisée pour la prostatectomie, la néphrectomie et d'autres interventions urologiques.
2. Thérapies ablatives :
   • **Ablation par radiofréquence (RFA) :** Cette technique utilise des ondes électriques pour chauffer et détruire les tissus tumoraux, principalement pour traiter de petits cancers du rein.
   • **Cryoablation :** Elle utilise des températures extrêmement basses pour geler et détruire les tumeurs, et est également utilisée pour traiter certaines tumeurs rénales.

3. Ureteroscopie flexible :
- **Laser lithotripsie :** En utilisant un uretéroscope flexible, le chirurgien peut atteindre et traiter les calculs rénaux avec un laser, fragmentant les pierres pour permettre leur élimination naturelle ou leur extraction.

4. Neuromodulation des racines sacrées :
- Cette méthode traite certaines formes d'incontinence urinaire en envoyant de légers signaux électriques aux nerfs de la vessie via un petit appareil implanté.

5. Chirurgie endoscopique :
- **TURP (Résection transurétrale de la prostate) :** Une technique endoscopique qui permet de retirer la partie de la prostate qui obstrue le flux urinaire. Une variante plus récente utilise des lasers, appelée vaporisation laser de la prostate.
- **TURBT (Résection transurétrale de tumeurs de la vessie) :** Pour retirer les tumeurs de la vessie par voie endoscopique.

6. Chirurgie laparoscopique :
- Utilisant de petites incisions et des instruments spéciaux, cette technique est couramment employée pour de nombreuses interventions, notamment la néphrectomie (ablation du rein) et la pyéloplastie (réparation du bassinet rénal).

7. Les injectables :
- **Toxine botulique (Botox) :** Injectée dans la vessie, elle peut aider à traiter certains types d'incontinence urinaire.
- **Agents de comblement :** Utilisés pour traiter l'incontinence urinaire de stress, ils agissent en "gonflant" les tissus autour de l'urètre.

La chirurgie mini-invasive en urologie est en constante évolution, offrant des options de traitement plus sûres et plus efficaces pour les patients. En minimisant les traumas chirurgicaux, ces techniques permettent souvent une récupération plus rapide, moins de complications et des résultats cosmétiques améliorés. Pour les professionnels de santé, il est crucial de se tenir au courant de ces innovations pour offrir les meilleures options de soins à leurs patients.

L'impact de la télémédecine en urologie

La télémédecine, qui englobe l'utilisation de technologies numériques et de communication pour fournir des soins médicaux à distance, a commencé à remodeler de nombreux domaines médicaux, et l'urologie n'en est pas exempte. Alors que la technologie s'améliore et que les patients deviennent de plus en plus à l'aise avec les soins virtuels, l'urologie voit une révolution dans la manière dont elle interagit avec les patients et fournit des soins.

1. Accès étendu aux soins :
   - **Soins à distance :** Les patients vivant dans des régions éloignées, qui n'ont peut-être pas facilement accès à un urologue, peuvent maintenant recevoir des consultations sans avoir à se déplacer sur de longues distances.
   - **Réductions des temps d'attente :** Les rendez-vous virtuels peuvent souvent être programmés plus rapidement que les consultations en personne, accélérant ainsi les délais de traitement.
2. Suivi amélioré des patients :
   - **Monitoring à domicile :** Certains dispositifs permettent de mesurer et de transmettre des données urinaires ou rénales à distance, permettant un suivi en temps réel des patients.
   - **Communication facilitée :** La télémédecine offre des canaux de communication plus fluides, permettant aux patients de poser des questions ou d'exprimer des préoccupations entre les rendez-vous.

3. Réduction des coûts :
- **Diminution des dépenses de transport :** Moins de déplacements signifie moins de coûts associés pour les patients.
- **Optimisation des ressources hospitalières :** En traitant certains cas à distance, les hôpitaux peuvent réserver leurs ressources pour les cas nécessitant impérativement une présence physique.

4. Éducation et formation :
- **Webinaires et formations en ligne :** Les urologues peuvent continuer à se former et à se mettre à jour sur les dernières avancées sans avoir à quitter leur pratique.
- **Consultations collaboratives :** Les professionnels peuvent collaborer en temps réel avec des spécialistes du monde entier pour discuter de cas complexes.

5. Défis et préoccupations :
- **Confidentialité et sécurité :** La transmission de données médicales sensibles en ligne pose des préoccupations en matière de confidentialité et de sécurité des données.
- **Limites de l'examen physique :** Certains aspects de l'urologie nécessitent un examen physique approfondi, qui peut être limité ou impossible à réaliser à distance.

6. Résultats des patients et satisfaction :
- **Adoption par les patients :** Beaucoup ont trouvé que la télémédecine en urologie offre une expérience patient améliorée, grâce à sa commodité et à son accessibilité.
- **Qualité des soins :** Les études initiales suggèrent que la qualité des soins fournis via la télémédecine est comparable à celle des consultations en personne, bien que des recherches supplémentaires soient nécessaires.

L'avènement de la télémédecine a engendré une transformation remarquable dans la prestation des soins urologiques. Bien qu'elle présente de nombreux avantages, il est essentiel de naviguer avec prudence pour s'assurer que la qualité des soins reste au premier plan. À mesure que la technologie progresse et que les systèmes de santé s'adaptent, la télémédecine en urologie continuera probablement à se développer, offrant des opportunités passionnantes pour améliorer l'accès aux soins et la satisfaction des patients.

Chapitre 16 :
LES DÉFIS
ET RÉCOMPENSES DU MÉTIER

Les défis émotionnels et physiques de la profession

Travailler en tant qu'infirmier en urologie peut être gratifiant, offrant l'occasion d'apporter un soulagement et une amélioration à la qualité de vie de nombreux patients. Cependant, comme toutes les professions médicales, elle n'est pas sans ses défis émotionnels et physiques.

1. Défis émotionnels :
- **Confrontation à la souffrance :** Les infirmiers en urologie traitent fréquemment des patients qui sont en douleur ou qui vivent avec des pathologies chroniques. La confrontation quotidienne à cette souffrance peut peser lourdement sur le moral.
- **L'impact des diagnostics :** Informer un patient d'un diagnostic grave, tel qu'un cancer, peut être émotionnellement éprouvant.
- **Les échecs du traitement :** Malgré tous les efforts, certains traitements échouent ou ne donnent pas les résultats escomptés, ce qui peut être décevant pour l'infirmier autant que pour le patient.
- **Les décisions de fin de vie :** L'urologie, comme d'autres spécialités, peut impliquer des décisions difficiles concernant les soins en fin de vie ou le refus de traitement.
- **La gestion des émotions des patients :** Les patients peuvent ressentir de l'angoisse, de la colère ou de la frustration, et l'infirmier doit souvent gérer ces émotions tout en fournissant des soins.

2. Défis physiques :
- **La fatigue :** Les longues heures, les gardes de nuit et le travail en continu peuvent entraîner une fatigue chronique.
- **Les risques d'infection :** Malgré les précautions, le travail en milieu hospitalier présente toujours un risque d'exposition à des infections.
- **Les postures et les mouvements répétitifs :** Aider les patients à se déplacer, à se lever ou à s'allonger peut solliciter le dos et les articulations, conduisant potentiellement à des troubles musculo-squelettiques.
- **Les situations d'urgence :** La nature parfois imprévisible de l'urologie signifie que les infirmiers doivent être prêts à réagir rapidement à des situations d'urgence, ce qui peut être physiquement et émotionnellement exigeant.

3. La gestion des défis :
- **Formation continue :** Les infirmiers peuvent suivre des formations pour apprendre des techniques de gestion du stress ou pour améliorer leurs compétences techniques.
- **Soutien psychologique :** Les hôpitaux et les cliniques peuvent offrir des services de soutien psychologique pour aider les infirmiers à gérer le stress et l'épuisement professionnel.
- **Maintien d'un équilibre travail-vie personnelle :** Il est essentiel que les infirmiers prennent du temps pour eux, pour se détendre, s'amuser et prendre soin de leur bien-être physique.

Être infirmier en urologie, comme dans bien d'autres domaines médicaux, est une profession qui demande beaucoup, tant sur le plan émotionnel que physique. Reconnaître et aborder ces défis de front est crucial pour maintenir le bien-être de l'infirmier et pour garantir la meilleure qualité de soins possible aux patients.

Les succès et les moments gratifiants

Le métier d'infirmier en urologie, tout comme dans d'autres domaines médicaux, comporte son lot de défis. Cependant, il offre également d'innombrables moments de succès et de gratitude qui éclairent les jours sombres et rappellent aux professionnels pourquoi ils ont choisi cette voie.

1. Le soulagement apporté aux patients :
   - **Amélioration de la qualité de vie :** Aider un patient à retrouver une fonction urinaire normale, traiter une incontinence ou soulager une douleur chronique peut profondément améliorer sa qualité de vie quotidienne.
   - **Le retour à la normale :** Voir un patient récupérer après une intervention chirurgicale, reprendre ses activités quotidiennes et retrouver son indépendance est un moment de pur bonheur.
2. Les retours positifs des patients :
   - **La gratitude exprimée :** Les remerciements sincères des patients et de leurs familles sont souvent des sources d'émotion et rappellent l'impact direct du rôle de l'infirmier dans le parcours de soins.
   - **Les histoires de succès :** Lorsqu'un patient revient, des mois ou des années après un traitement, pour partager ses progrès et ses réussites, c'est un rappel du rôle durable et significatif que joue l'infirmier dans la vie des gens.
3. Le travail en équipe :
   - **La synergie des soins :** Collaborer étroitement avec des urologues, des techniciens, des aides-soignants et d'autres membres de l'équipe médicale et voir cette collaboration se traduire par des soins exceptionnels est extrêmement gratifiant.
   - **Les moments de célébration :** Qu'il s'agisse de célébrer le rétablissement d'un patient, un anniversaire ou même des moments festifs en équipe,

ces instants renforcent le sentiment d'appartenance et rappellent les joies du métier.

4. L'impact de la formation continue :

- **Partager les connaissances :** Assister à la croissance et au développement de collègues plus jeunes ou moins expérimentés, grâce à la formation ou aux conseils, peut être un moment de fierté.
- **La mise en œuvre de nouvelles techniques :** Appliquer avec succès une nouvelle technique ou un nouveau traitement appris lors d'une formation et observer des résultats positifs chez les patients est très satisfaisant.

Malgré les longues heures, les défis émotionnels et les situations stressantes, le rôle de l'infirmier en urologie est jalonné de moments de succès et de gratitude. Ces instants rappellent l'importance vitale du métier et fournissent une motivation constante pour continuer à s'efforcer d'offrir les meilleurs soins possibles à chaque patient.

Conseils pour
un équilibre travail-vie personnelle

Dans le monde exigeant de la médecine, et en particulier de l'urologie, il est essentiel pour les infirmiers de trouver un équilibre entre leur vie professionnelle et personnelle. Cet équilibre est primordial non seulement pour préserver leur santé mentale et physique, mais aussi pour offrir les meilleurs soins possibles à leurs patients. Voici quelques conseils pour atteindre cet équilibre.

1. Établir des limites claires :

- **Heures de travail :** Même si le métier d'infirmier est souvent synonyme de longues heures, il est essentiel d'établir des limites claires concernant les heures de travail et de repos.

- **Disponibilité en dehors du travail :** Si possible, évitez d'emporter du travail à la maison ou d'être constamment disponible par téléphone ou e-mail.

2. Prendre soin de soi :

- **Exercice physique :** Le sport est un excellent moyen d'évacuer le stress. Trouvez une activité qui vous plaît et intégrez-la régulièrement à votre routine.
- **Méditation et relaxation :** Ces techniques peuvent aider à gérer le stress et à trouver un moment de paix intérieure.
- **Alimentation équilibrée :** Une bonne nutrition est essentielle pour maintenir l'énergie et la concentration.

3. Planifier des pauses :

- **Vacances et jours de congé :** Il est essentiel de s'octroyer des périodes de repos pour se ressourcer.
- **Pauses quotidiennes :** Prendre des petites pauses pendant la journée peut aider à se détendre et à se recentrer.

4. Trouver du soutien :

- **Groupes de parole :** Partager ses expériences et ses préoccupations avec des collègues peut offrir une perspective et du soutien.
- **Thérapie :** Envisager de parler à un professionnel peut aider à gérer le stress et les émotions.

5. Gérer son temps efficacement :

- **Organisation :** Utiliser des outils comme des agendas ou des applications pour planifier et prioriser ses tâches.
- **Déléguer :** Ne pas hésiter à déléguer certaines responsabilités, que ce soit au travail ou à la maison, si cela est possible.

6. Poursuivre des passions hors du travail :
- **Hobbies :** Que ce soit la lecture, la peinture, le jardinage ou tout autre passe-temps, ces activités peuvent offrir un répit nécessaire du stress quotidien.
- **Passer du temps en famille et entre amis :** Cultiver ces relations peut offrir un soutien émotionnel précieux.

Même si la profession d'infirmier en urologie est exigeante, il est impératif de se rappeler que prendre soin de soi n'est pas un luxe, mais une nécessité. En équilibrant adéquatement sa vie professionnelle et personnelle, l'infirmier peut s'assurer de continuer à offrir des soins de qualité tout en préservant sa propre santé et son bien-être.

Chapitre 17 :
SE PERFECTIONNER
EN TANT QU'INFIRMIER EN UROLOGIE

Les formations
et spécialisations complémentaires

L'urologie est un domaine vaste et en perpétuelle évolution. Pour les infirmiers désireux de perfectionner leurs compétences ou de se spécialiser dans un sous-domaine spécifique, plusieurs formations et spécialisations sont disponibles. L'approfondissement des connaissances et compétences ne bénéficie pas uniquement à l'infirmier, mais aussi aux patients qu'il soigne, en offrant des soins plus ciblés et optimisés.

1. Formations Continues :
- **Mise à jour des connaissances :** Des séminaires, webinaires, et ateliers sont régulièrement proposés par des institutions médicales ou des associations professionnelles pour rester à jour sur les dernières techniques, recommandations, et recherches en urologie.
- **Formation en gestion :** Certains infirmiers peuvent souhaiter se tourner vers des postes de gestion ou de coordination. Des formations en management, communication et organisation peuvent être utiles.

2. Spécialisations dans des domaines précis de l'urologie :
- **Oncologie urologique :** Centrée sur la prise en charge des cancers de l'appareil urinaire.
- **Neurourologie :** Concentrée sur les troubles neurologiques affectant le système urinaire.
- **Urologie pédiatrique :** Se spécialiser dans les soins aux enfants ayant des problèmes urologiques.

- **Andrologie :** Une spécialisation axée sur la santé reproductive et sexuelle masculine.
- **Reconstruction urologique :** Traite des chirurgies reconstructives de l'appareil urinaire.

3. Techniques spécifiques :
- **Échographie urologique :** Formation sur l'utilisation de l'échographie pour diagnostiquer et traiter des affections urologiques.
- **Biofeedback pour les troubles du plancher pelvien :** Une technique utilisée pour traiter l'incontinence et d'autres troubles du plancher pelvien.

4. Compétences interpersonnelles :
- **Communication médicale :** Formations axées sur l'amélioration des compétences de communication avec les patients, les familles, et l'équipe médicale.
- **Gestion du stress :** Des techniques et méthodes pour gérer le stress au quotidien et éviter le burnout.

5. Recherche et développement :
- **Épidémiologie en urologie :** Pour ceux intéressés par la recherche, une formation en épidémiologie peut être bénéfique.
- **Méthodologie de la recherche clinique :** Pour les infirmiers souhaitant s'engager dans des essais cliniques ou des études observationnelles.

La formation continue est un pilier essentiel dans la carrière de tout professionnel de santé. Pour les infirmiers en urologie, la diversité des formations et spécialisations disponibles leur permet d'enrichir leur parcours professionnel, d'approfondir leurs connaissances et de répondre aux besoins variés et spécifiques de leurs patients. C'est un investissement qui valorise non seulement leur expertise, mais qui renforce aussi la qualité des soins qu'ils dispensent.

Rester à jour
avec les avancées médicales

Dans le monde dynamique et évolutif de la médecine, il est essentiel pour tout professionnel de santé, y compris l'infirmier en urologie, de se tenir informé des dernières découvertes, techniques et avancées médicales. Avec la rapide progression de la technologie, les changements réglementaires, et les nouvelles approches thérapeutiques, comment un infirmier peut-il efficacement rester à la pointe de son domaine ? Voici quelques stratégies.

1. Abonnements à des revues spécialisées :
   - **Revue d'Urologie :** C'est l'une des principales sources d'information pour les dernières recherches, études de cas et recommandations dans le domaine de l'urologie.
   - **Revues infirmières :** Ces publications offrent des perspectives sur les meilleures pratiques, les nouvelles techniques et les défis professionnels du point de vue infirmier.
2. Conférences et séminaires :
   - **Ateliers pratiques :** Ils offrent une formation pratique sur de nouvelles techniques ou équipements.
   - **Conférences médicales :** Elles permettent d'entendre des experts du domaine discuter des dernières recherches et avancées.
   - **Réseautage :** Participer à ces événements donne également l'occasion de rencontrer et d'échanger avec des pairs, créant ainsi un réseau professionnel riche et diversifié.
3. Formation continue :
De nombreuses institutions et universités proposent des cours et des programmes de formation continue pour les professionnels de la santé souhaitant mettre à jour leurs compétences ou se familiariser avec de nouveaux domaines.

4. Participation à des groupes professionnels :

- **Associations professionnelles :** Comme l'Association Française d'Urologie, qui offre des ressources, des formations et des mises à jour régulières à ses membres.
- **Groupes de discussion en ligne :** Ces forums peuvent être une mine d'informations, avec des membres partageant des articles, des études et des expériences personnelles.

5. Utilisation des ressources en ligne :

- **Webinaires :** De nombreux experts et institutions proposent des webinaires en direct ou enregistrés sur divers sujets médicaux.
- **Blogs médicaux :** Certains professionnels partagent leurs connaissances, recherches et opinions via des blogs ou des vlogs.
- **Applications médicales :** Des applications dédiées, souvent mises à jour avec les dernières recherches, peuvent être une ressource précieuse.

6. Collaboration interdisciplinaire :

Travailler étroitement avec d'autres spécialités médicales offre une perspective plus large sur les soins aux patients et permet d'apprendre de nouvelles approches ou techniques utilisées dans d'autres domaines.

Rester à jour dans le domaine médical est à la fois un défi et une nécessité. Pour l'infirmier en urologie, cela signifie une amélioration constante des soins prodigués aux patients, une plus grande confiance en ses compétences, et une carrière enrichie et épanouie. En investissant du temps et des efforts pour suivre les avancées médicales, l'infirmier renforce non seulement sa propre expertise, mais contribue également à l'évolution et à l'excellence de toute la profession infirmière.

Participer à des conférences et ateliers

La médecine est un domaine en constante évolution, et il est crucial pour les professionnels de santé, notamment les infirmiers en urologie, de se tenir informés des dernières avancées, recherches, techniques et méthodes. Une des meilleures façons d'y parvenir est la participation active à des conférences et ateliers spécialisés.

1. Pourquoi les conférences et ateliers sont-ils essentiels?
   - **Mise à jour des connaissances :** Les conférences mettent souvent en avant les dernières recherches, techniques chirurgicales, innovations technologiques, et traitements dans le domaine de l'urologie.
   - **Rencontres professionnelles :** Ces événements rassemblent souvent des experts du domaine, offrant une opportunité unique d'échanger, de poser des questions, et d'apprendre directement auprès des meilleurs.
   - **Renforcement du réseau professionnel :** Les ateliers et conférences sont des lieux privilégiés pour rencontrer des collègues, créer des collaborations et partager des expériences.
2. Comment optimiser sa participation?
   - **Préparation en amont :** Avant l'événement, il est judicieux de consulter le programme, d'identifier les sessions d'intérêt, et éventuellement de préparer des questions pour les intervenants.
   - **Participation active :** Au-delà d'être un simple auditeur, l'infirmier gagnerait à participer activement en posant des questions, en prenant des notes, et en interagissant avec les autres participants.
   - **Suivi post-conférence :** Il est utile de revisiter ses notes après la conférence, de mettre en pratique les nouvelles compétences acquises, et d'entrer en contact avec les professionnels rencontrés lors de l'événement.

3. Quelques recommandations pratiques :
- **Choisir les bons événements :** Toutes les conférences et ateliers ne sont pas égaux. Il est donc essentiel de sélectionner ceux qui correspondent le mieux à ses besoins professionnels et à ses centres d'intérêt.
- **Exploiter les ressources digitales :** Nombre de conférences offrent aujourd'hui des versions digitales ou des webinaires, ce qui peut être une alternative ou un complément à la participation physique.
- **Se fixer des objectifs :** Avant chaque événement, définir ce que l'on souhaite en retirer peut aider à cibler son attention et à maximiser son temps.

Participer à des conférences et ateliers n'est pas qu'une simple formalité ou obligation professionnelle. Pour l'infirmier en urologie, c'est une démarche proactive, centrée sur l'apprentissage, l'échange et la mise à jour constante de ses compétences. C'est aussi l'occasion de rencontrer des pairs, d'élargir son réseau professionnel, et de contribuer, par son engagement, à l'excellence des soins prodigués aux patients.

Les réseaux professionnels et les associations d'infirmiers en urologie

L'univers médical est vaste, complexe et en constante évolution. Dans un domaine aussi spécialisé que l'urologie, la collaboration et l'échange d'expériences entre professionnels est essentiel. Les réseaux professionnels et associations d'infirmiers en urologie sont ainsi des outils précieux pour les infirmiers qui souhaitent non seulement perfectionner leurs compétences mais aussi s'entraider et se soutenir dans leurs pratiques quotidiennes.

1. L'importance des réseaux professionnels :
   - **Échanges et apprentissage continu :** Les réseaux offrent une plateforme pour discuter des cas complexes, partager des expériences cliniques et s'informer sur les dernières avancées en matière de soins en urologie.
   - **Soutien professionnel et personnel :** Travailler dans un domaine aussi exigeant peut parfois mener à l'épuisement ou au sentiment d'isolement. Ces réseaux offrent une épaule solidaire, un espace pour partager les défis, les réussites et chercher des conseils.
   - **Opportunités de carrière :** Grâce à ces réseaux, les infirmiers peuvent être informés des nouvelles opportunités d'emploi, de formations spécialisées ou encore de possibilités de recherche.
2. La force des associations d'infirmiers en urologie :
   - **Représentation et plaidoyer :** Les associations agissent souvent en tant que porte-paroles, représentant les intérêts des infirmiers en urologie auprès des institutions médicales, des pouvoirs publics et du grand public.
   - **Formation et éducation :** De nombreuses associations organisent des séminaires, des conférences et des ateliers pour leurs membres, garantissant ainsi un niveau de compétence élevé.
   - **Ressources et outils :** Les associations peuvent fournir à leurs membres des ressources précieuses, telles que des guides de bonnes pratiques, des revues spécialisées et des recommandations sur les protocoles de traitement.
3. Comment maximiser son implication :
   - **Participation active :** Ne pas se contenter d'une adhésion passive. Participer aux réunions, contribuer aux discussions, et éventuellement assumer des rôles de leadership au sein de l'organisation.

- **Établir des relations :** Le véritable atout des réseaux et associations réside dans leurs membres. Il est donc primordial de nouer des relations, d'échanger avec ses pairs et de bâtir des collaborations durables.
- **Contribuer à la communauté :** Partager son expertise, proposer des formations ou des ateliers, ou encore rédiger des articles pour des publications associatives peuvent être des moyens efficaces de contribuer à la communauté tout en renforçant sa propre réputation professionnelle.

Au-delà des simples organisations, les réseaux professionnels et associations d'infirmiers en urologie sont des communautés dynamiques qui favorisent la croissance professionnelle, le soutien mutuel et l'avancement de la profession. En s'impliquant activement, l'infirmier peut non seulement bénéficier personnellement et professionnellement, mais aussi contribuer de manière significative à l'excellence et à l'évolution des soins en urologie.

Chapitre 18 :
CONCLUSION ET VISION D'AVENIR

L'évolution du rôle de l'infirmier en urologie

L'infirmier, souvent perçu comme le gardien des soins de santé, a connu une transformation remarquable au fil des ans. Dans le domaine de l'urologie, cette évolution est particulièrement palpable, reflétant les avancées médicales, les attentes changeantes des patients et l'évolution des systèmes de santé. Approfondissons l'évolution du rôle de l'infirmier en urologie et comment il s'est adapté pour répondre aux besoins contemporains.

1. Des origines à aujourd'hui :
   - **Les premiers temps :** À l'origine, le rôle de l'infirmier en urologie était largement limité à l'administration de soins de base, à la surveillance des patients et à l'assistance aux médecins lors d'interventions.
   - **L'expansion du rôle clinique :** Avec le temps, l'infirmier a commencé à assumer des responsabilités plus spécialisées, telles que la cystoscopie, la prise en charge de l'incontinence et la rééducation périnéale.
   - **Vers une autonomie accrue :** Aujourd'hui, dans de nombreux systèmes de santé, les infirmiers en urologie ont acquis une plus grande autonomie, effectuant des procédures avancées, prenant des décisions cliniques indépendantes et, dans certains cas, ayant même leurs propres consultations.
2. Le rôle élargi de l'infirmier :
   - **Éducateur et conseiller :** Au-delà des soins directs, l'infirmier est devenu un éducateur pour les patients,

leur fournissant des informations cruciales sur leur pathologie, leurs options de traitement et la prévention.

- **Recherche et leadership :** Les infirmiers participent de plus en plus à la recherche clinique, contribuant ainsi à l'avancement de la spécialité. De nombreux infirmiers en urologie occupent également des postes de leadership, influençant la direction et la politique des services d'urologie.
- **Collaboration interdisciplinaire :** L'infirmier d'aujourd'hui travaille en étroite collaboration avec une équipe multidisciplinaire, y compris urologues, oncologues, radiologues et autres professionnels de la santé, garantissant ainsi une prise en charge holistique du patient.

3. Les défis et opportunités du futur :

- **La technologie et la télémédecine :** À mesure que la technologie progresse, l'infirmier doit s'adapter, intégrant des outils numériques dans sa pratique et offrant des soins à distance.
- **La complexité croissante des soins :** Avec les avancées en matière de diagnostic et de traitement, la prise en charge des patients en urologie devient de plus en plus complexe, exigeant une formation continue et une spécialisation accrue de la part des infirmiers.
- **La défense des droits des patients :** Dans un monde de plus en plus centré sur le patient, l'infirmier jouera un rôle crucial en tant que défenseur des droits et des besoins des patients, assurant une prise en charge éthique et centrée sur le patient.

L'évolution du rôle de l'infirmier en urologie témoigne de la dynamique et de l'adaptabilité de la profession infirmière face aux changements rapides du paysage médical. Ce rôle en constante évolution s'assure que l'infirmier reste à l'avant-garde des soins urologiques, prêt à répondre aux défis futurs tout en garantissant les meilleurs soins possibles pour les patients.

La technologie et l'avenir de l'urologie

Le monde médical a toujours été à la pointe de l'innovation technologique, et l'urologie n'est pas une exception. Cette spécialité a connu de profondes transformations grâce aux avancées technologiques, anticipant ainsi un avenir prometteur. En dépeignant ce panorama, on peut observer comment la technologie façonne déjà l'urologie contemporaine et envisager ce que le futur nous réserve.

1. L'impact actuel de la technologie sur l'urologie :
   - **Chirurgie robotique :** Les interventions robot-assistées, notamment avec le système da Vinci, ont révolutionné la chirurgie urologique, offrant une précision inégalée, de minuscules incisions et une récupération plus rapide pour les patients.
   - **Imagerie avancée :** La technologie d'imagerie, comme l'IRM multiparamétrique, a amélioré le diagnostic et la prise en charge de nombreuses pathologies urologiques, notamment le cancer de la prostate.
   - **Traitements guidés par la technologie :** Les thérapies comme la lithotripsie par ondes de choc pour les calculs rénaux, ou la thermothérapie pour l'hypertrophie bénigne de la prostate, sont des exemples de comment la technologie peut offrir des alternatives moins invasives à la chirurgie traditionnelle.
2. Les innovations à l'horizon :
   - **Réalité augmentée et virtuelle :** Ces outils ont le potentiel de transformer la formation médicale, permettant aux urologues et infirmiers de s'entraîner

dans un environnement virtuel avant de traiter de vrais patients.

- **Intelligence artificielle :** Avec son potentiel d'analyser des milliers de données rapidement, l'IA pourrait aider au diagnostic précoce des maladies, à la prédiction des récidives ou à la personnalisation des traitements.
- **Technologie d'impression 3D :** L'avenir pourrait voir des organes ou des parties d'organes imprimés en 3D, spécialement adaptés pour chaque patient, changeant ainsi la donne pour la transplantation rénale ou la reconstruction urologique.

3. Les implications éthiques et sociétales :

Toute avancée technologique soulève des questions éthiques. Qui aura accès à ces technologies coûteuses ? Comment assurer que les algorithmes de l'IA ne soient pas biaisés ? Comment protéger la confidentialité des données dans un monde de plus en plus connecté ? Ce sont des interrogations que le secteur urologique, comme l'ensemble du monde médical, devra aborder.

La technologie offre à l'urologie des opportunités passionnantes pour améliorer la prise en charge des patients. Cependant, avec ces avancées viennent de nouvelles responsabilités. Les professionnels de l'urologie devront non seulement maîtriser ces nouvelles technologies, mais aussi comprendre leurs implications éthiques, garantissant ainsi que le progrès profite à tous les patients de manière équitable.

L'importance de l'empathie et de l'humanité dans la pratique

La médecine est un domaine qui, malgré ses avancées technologiques et son fondement scientifique, demeure foncièrement humain. Au cœur de cette discipline se trouve le patient, un individu avec ses préoccupations, ses peurs, et son histoire. Dans l'urologie, comme dans toutes les spécialités médicales, l'importance de l'empathie et de l'humanité est cruciale pour fournir des soins holistiques et véritablement efficaces.

1. L'empathie comme passerelle entre science et humanité :

- **Comprendre le patient :** Bien que les symptômes puissent être communs, chaque patient vit sa maladie de manière unique. L'empathie permet de saisir cette expérience individuelle, d'ajuster le traitement et d'assurer une prise en charge personnalisée.
- **Favoriser la communication :** Un patient qui ressent que son soignant est empathique sera plus enclin à parler ouvertement de ses symptômes, de ses inquiétudes et de ses attentes. Cela améliore le diagnostic, le suivi et la satisfaction du patient.

2. L'humanité dans un monde de machines :

- **La technologie ne remplace pas le toucher humain :** Même avec l'évolution des robots chirurgicaux et de l'intelligence artificielle, le réconfort d'une main rassurante, d'un sourire ou d'une voix apaisante reste irremplaçable.
- **Se souvenir de la personne derrière le patient :** Derrière chaque diagnostic, il y a une personne avec ses rêves, ses espoirs et ses proches. L'approche humaine reconnaît le patient comme un être multidimensionnel.

3. Les bénéfices pour les soignants :

- **Prévention de l'épuisement professionnel :** L'empathie peut sembler émotionnellement coûteuse, mais elle est également source de satisfaction professionnelle et personnelle, renforçant le lien entre le soignant et sa vocation.
- **Amélioration des relations interprofessionnelles :** Une pratique empreinte d'humanité et d'empathie

encourage également une meilleure communication et collaboration entre les professionnels de la santé.

L'empathie et l'humanité sont bien plus que de simples qualités souhaitables chez un professionnel de santé ; elles sont fondamentales. Dans un domaine où les avancées technologiques sont rapides, l'urologie, tout comme les autres spécialités médicales, doit garder l'humanité au cœur de sa pratique. En fin de compte, c'est cette alliance entre compétence médicale et compassion humaine qui fait la différence dans la vie des patients.

Glossaire
des termes médicaux en urologie

- **Anurie :** Absence totale de production d'urine par les reins.
- **BPH (Hyperplasie Bénigne de la Prostate) :** Augmentation non cancéreuse du volume de la prostate, souvent responsable d'une obstruction du flux urinaire.
- **Cystite :** Inflammation de la vessie, généralement due à une infection.
- **Cystoscopie :** Procédure médicale permettant d'examiner l'intérieur de la vessie et de l'urètre à l'aide d'un cystoscope.
- **Dysurie :** Difficulté ou douleur lors de la miction.
- **Hématurie :** Présence de sang dans les urines.
- **Incontinence urinaire :** Incapacité à contrôler la miction, entraînant des pertes involontaires d'urine.
- **Lithiase urinaire :** Formation de calculs ou "pierres" dans les voies urinaires.
- **Néphrectomie :** Ablation chirurgicale d'un rein.
- **Néphrite :** Inflammation du rein, souvent causée par une infection, une maladie auto-immune ou une toxine.
- **Néphrolithiase :** Présence de calculs rénaux.
- **Prolapsus vésical :** Descente ou hernie de la vessie dans le vagin.
- **Prostatite :** Inflammation de la prostate, généralement due à une infection.
- **Pyélonéphrite :** Infection rénale généralement causée par une bactérie qui remonte de la vessie vers les reins.
- **Rétention urinaire :** Incapacité à vider complètement la vessie.
- **Sténose urétrale :** Rétrécissement anormal de l'urètre.

- **TURP (Résection Transuréthrale de la Prostate) :** Procédure chirurgicale pour traiter l'hyperplasie bénigne de la prostate.
- **Urétrite :** Inflammation de l'urètre, souvent causée par une infection.
- **Urographie :** Radiographie des reins, des uretères et de la vessie après injection d'un produit de contraste.
- **Vessie neurogène :** Dysfonctionnement de la vessie dû à une atteinte nerveuse.

Il est à noter que ce glossaire n'est pas exhaustif. En urologie, comme dans d'autres domaines médicaux, de nouveaux termes et techniques continuent d'émerger à mesure que la science progresse. Il est essentiel pour les professionnels de santé de rester informés et à jour afin de fournir les meilleurs soins possibles à leurs patients.

Ressources et références
pour approfondir ses connaissances

Les ressources suivantes offrent une mine d'informations pour quiconque souhaite approfondir ses connaissances en urologie. Qu'il s'agisse de professionnels médicaux, d'étudiants ou de personnes simplement curieuses, ces ouvrages, revues, sites web et organisations professionnelles sont essentiels pour rester informé des dernières avancées en urologie.

Livres :
- *Campbell-Walsh Urology* : Une référence majeure en urologie, ce manuel est fréquemment mis à jour avec les dernières recherches et techniques.
- *Smith & Tanagho's General Urology*: Un autre classique de la littérature urologique, apprécié pour sa clarté et son approche pratique.

Revues académiques :

3. *The Journal of Urology* : Une publication de l'American Urological Association, c'est l'une des revues les plus respectées dans le domaine.
- *European Urology*: Publié par l'European Association of Urology, ce journal contient des articles sur les dernières recherches et avancées en urologie en Europe.

Sites web :

5. **Urology Care Foundation** : Le site officiel de la fondation éducative de l'American Urological Association offre des informations actualisées et des ressources pour les professionnels et le grand public.
- **Medscape Urology**: Une section dédiée de Medscape offrant des nouvelles, des articles et des conférences liées à l'urologie.

Organisations professionnelles :

7. **American Urological Association (AUA)** : Une organisation leader dans le domaine de l'urologie qui offre des ressources, des formations et des conférences.

- **European Association of Urology (EAU)** : Similaire à l'AUA, mais axée sur l'urologie en Europe.
- **Société Internationale d'Urologie (SIU)**: Une organisation mondiale dédiée à l'avancement de l'urologie.

Cours et formations :

10. **Urology courses on Coursera & Udemy**: Ces plateformes d'apprentissage en ligne offrent souvent des cours dédiés à l'urologie, animés par des experts du domaine.

- **Webinars and online lectures**: De nombreuses associations, comme l'AUA, offrent régulièrement des webinaires et des conférences en ligne pour continuer à former les professionnels.

Conférences et ateliers :

12. **AUA Annual Meeting**: Un événement annuel où les urologues du monde entier se rencontrent pour partager des connaissances, des recherches et des techniques.

- **EAU Congress**: Similaire au congrès de l'AUA, mais axé sur l'Europe.

Pour les professionnels, étudiants et personnes intéressées par l'urologie dans l'espace francophone, voici une sélection de ressources pertinentes et de références qui peuvent aider à enrichir ses connaissances :

Livres :

- *Traité d'urologie* : Un ouvrage de référence complet et incontournable pour tous les professionnels de l'urologie dans le monde francophone.
- *L'urologie au quotidien* : Un guide pratique pour les cliniciens traitant des pathologies urologiques courantes.

Revues académiques :

3. **Progrès en Urologie** : La principale revue d'urologie en langue française qui couvre toutes les avancées et recherches dans ce domaine.

- **Annales d'Urologie** : Une autre revue significative couvrant des aspects variés de l'urologie.

Sites web :

5. **Association Française d'Urologie (AFU)** : C'est l'organisation phare de l'urologie en France. Elle propose des informations, des lignes directrices et des ressources pour les professionnels.

- **Urofrance**: Le portail de l'AFU, un riche répertoire d'articles, de recommandations et d'actualités pour les urologues francophones.

Organisations professionnelles :

7. **Société Internationale Francophone d'Urologie (SIFU)** : Elle vise à rassembler les urologues francophones du monde entier pour échanger et collaborer.

- **Belgian Association of Urology (BAU)** : Bien que principalement belge, cette organisation publie aussi du contenu en français, vu la région francophone de Belgique.

Cours et formations :

9. **Cours avancés de l'AFU** : Des formations approfondies sur des thématiques spécifiques en urologie proposées par l'AFU.

- **Plateformes d'e-learning**: Plusieurs plateformes telles que MeduProfenligne offrent des modules dédiés à l'urologie en français.

Conférences et ateliers :

11. **Congrès annuel de l'AFU** : Un événement majeur pour les urologues francophones où sont présentées les dernières avancées en matière de recherche, de pratique et de technologie.

- **Rencontres de la SIFU** : Ces rencontres rassemblent des urologues de l'espace francophone pour des échanges et formations.

Pour un professionnel ou un étudiant en urologie, ces ressources et références sont inestimables. Elles offrent une opportunité non seulement d'approfondir ses connaissances, mais aussi de se connecter avec la communauté urologique mondiale, d'apprendre des meilleurs dans le domaine, et de contribuer à l'avancement de cette spécialité médicale essentielle.

Listes de contrôle
pour les procédures courantes

L'utilisation de listes de contrôle lors de procédures médicales est essentielle pour garantir la sécurité du patient, la standardisation des soins et le respect des protocoles établis. Voici quelques listes de contrôle pour des procédures courantes en urologie :

- Cystoscopie
    - Préparation du patient : informer sur la procédure, obtenir le consentement, vérifier les allergies.
    - Préparation du matériel : cystoscope, solution saline, anesthésiant topique.
    - Installation du patient.
    - Désinfection de la région génitale.
    - Insertion et manipulation correcte du cystoscope.
    - Inspection complète de la vessie.
    - Retrait sécurisé du cystoscope.
    - Post-soins et suivi.
- Pose d'un cathéter urinaire
    - Vérification de l'identité du patient.
    - Explication de la procédure au patient.
    - Préparation du matériel : cathéter, lubrifiant, anesthésiant topique, sac collecteur.
    - Positionnement du patient.
    - Désinfection de la région génitale.
    - Insertion atraumatique du cathéter.
    - Confirmation du positionnement (retour d'urine).
    - Fixation du cathéter.
    - Connexion au sac collecteur.
- Biopsie de la prostate
    - Consentement éclairé du patient.

- Préparation du matériel : sonde échographique, aiguilles de biopsie.
- Administration d'antibiotiques prophylactiques.
- Positionnement du patient.
- Introduction de la sonde et localisation de la zone d'intérêt.
- Prélèvements des échantillons.
- Gestion de tout saignement.
- Instructions post-procédurales au patient.
- Lithotripsie extracorporelle (LEL)
  - Confirmation du diagnostic (pierres rénales).
  - Vérification de l'absence de contre-indications (grossesse, troubles de la coagulation).
  - Préparation du matériel : lithotripteur, échographie/fluoroscopie.
  - Positionnement et immobilisation du patient.
  - Localisation précise de la pierre.
  - Application des ondes de choc.
  - Surveillance de la réponse du patient.
  - Suivi post-procédure et instructions.
- Chirurgie urologique (par exemple, néphrectomie)
  - Consentement éclairé.
  - Pré-opératoire : tests sanguins, évaluation anesthésique.
  - Préparation chirurgicale : asepsie, drapage, équipement.
  - Réalisation de l'acte chirurgical avec techniques sécuritaires.
  - Fermeture et soins de la plaie.
  - Surveillance post-opératoire : signes vitaux, douleur, complications.

Ces listes de contrôle ne sont que des ébauches générales et chaque établissement ou clinique aura probablement ses propres protocoles et listes spécifiques. Elles servent à garantir que chaque étape est suivie de manière cohérente, réduisant ainsi le risque d'erreurs ou d'omissions.

Ressources pour la formation continue et la spécialisation en urologie

La formation continue est essentielle pour tout professionnel de la santé désireux de maintenir et d'améliorer ses compétences, d'être à jour avec les avancées médicales et de garantir des soins optimaux à ses patients. Pour les infirmiers en urologie, voici une liste des ressources pour la formation continue et la spécialisation :

- Organismes professionnels et associations :
  - *Association Française d'Urologie (AFU)* : propose des formations, ateliers et conférences pour les professionnels de l'urologie.
  - *Société Internationale d'Urologie (SIU)* : une ressource globale pour des formations, congrès et webinaires en urologie.
- Cours en ligne et webinaires :
  - Plateformes telles que *Coursera, Udemy et FutureLearn* peuvent offrir des cours spécifiques à l'urologie.
  - De nombreux hôpitaux universitaires et institutions proposent des webinaires gratuits ou payants pour les professionnels.
- Programmes de spécialisation et de formation avancée :
  - Renseignez-vous auprès des universités et des écoles d'infirmiers qui proposent des programmes de maîtrise ou de spécialisation en soins urologiques.
  - *European School of Urology (ESU)* : offre des formations et des programmes avancés pour les professionnels de l'urologie.

- Workshops et ateliers pratiques :
  - Les fabricants d'équipements urologiques peuvent offrir des formations sur l'utilisation et la maintenance de leur matériel.
  - Des ateliers sur des sujets tels que la manipulation des cathéters, la lithotripsie, ou les nouvelles techniques chirurgicales peuvent être organisés lors de conférences ou de salons professionnels.
- Littérature médicale :
  - Abonnez-vous à des revues spécialisées telles que l'*Urology Journal* ou le *Journal of Urology*.
  - Les bases de données comme *PubMed* peuvent être utilisées pour suivre les dernières recherches en urologie.
- Participation à des conférences :
  - Les conférences et les congrès, tels que le *Congrès annuel de l'AFU* ou le *Congrès de l'American Urological Association (AUA)*, sont d'excellents endroits pour apprendre, réseauter et découvrir les dernières innovations.
- Centres de simulation :
  - Certains centres de formation offrent des simulations pour pratiquer des procédures urologiques dans un environnement sûr, permettant aux infirmiers de perfectionner leurs compétences.
- Ressources locales et régionales :
  - Les associations régionales ou locales d'infirmiers en urologie peuvent offrir des formations, des ateliers et des rencontres pour le développement professionnel continu.

Enfin, la clé de la formation continue est la motivation personnelle. Restez curieux, engagé, et toujours en quête d'amélioration pour offrir les meilleurs soins possibles à vos patients.

Associations professionnelles et réseaux d'infirmiers en urologie

Travailler en urologie, comme dans tout autre domaine médical, est un engagement professionnel qui requiert non seulement des connaissances solides mais aussi un réseau solide de confrères pour échanger sur les meilleures pratiques, se tenir informé des dernières avancées, et trouver un soutien face aux défis de la profession. Pour les infirmiers et infirmières spécialisés en urologie, rejoindre une association professionnelle ou un réseau peut être une étape cruciale de leur parcours professionnel.

- Association Française d'Urologie (AFU) :
    - Même si elle est principalement destinée aux urologues, l'AFU comprend aussi des membres infirmiers. L'association propose des formations, ateliers et conférences spécifiques pour le personnel soignant en urologie.
- European Association of Urology Nurses (EAUN) :
    - Fondée sous l'égide de l'European Association of Urology (EAU), l'EAUN est dédiée aux infirmiers spécialisés en urologie. Elle offre des formations, des publications et organise des conférences annuelles.
- Société Internationale d'Urologie (SIU) :
    - La SIU est une organisation internationale qui, en plus des urologues, accueille les infirmiers. Elle propose diverses ressources, des conférences et des formations.
- Réseaux locaux et régionaux :
    - En fonction des régions ou des pays, il peut exister des associations ou des réseaux locaux d'infirmiers spécialisés en urologie. Ces associations peuvent être une source précieuse d'information et de soutien,

notamment pour les aspects plus locaux ou culturels de la pratique.
- Plateformes en ligne :
  - Des forums, des groupes sur des réseaux sociaux tels que LinkedIn ou Facebook peuvent être créés par et pour les infirmiers en urologie. Ces espaces offrent des occasions d'échanger sur des problématiques concrètes, de poser des questions à la communauté ou de partager des ressources.
- Collaboration avec des organismes de formation :
  - Certains organismes ou écoles d'infirmiers peuvent disposer de sections dédiées à l'urologie ou proposer des formations post-diplôme en urologie. En collaborant avec ces entités, les infirmiers peuvent enrichir leurs compétences et agrandir leur réseau.
- Participation à des événements :
  - Les conférences, ateliers, et séminaires sont des occasions idéales pour rencontrer d'autres professionnels du domaine, échanger des cartes de visite, et ainsi, agrandir son réseau professionnel.

Rejoindre une association ou un réseau est une démarche proactive qui peut ouvrir de nombreuses portes, tant sur le plan professionnel que personnel. Ces affiliations offrent l'opportunité de se tenir au courant des meilleures pratiques, de découvrir les innovations du domaine, et surtout, d'appartenir à une communauté qui partage les mêmes défis et ambitions.

Retrouvez chacun de mes livres publiés sur Amazon sur le lien suivant :

https://www.amazon.fr/dp/B0CP8T3K57

Pour un prix unitaire beaucoup plus intéressant, vous pouvez également acheter l'intégralité de mes livres en format e-books (pdf) sur le site internet suivant :

http://espaceformation-ide.com

Avec toute ma considération…

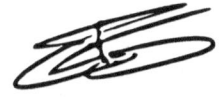

www.ingramcontent.com/pod-product-compliance
Lightning Source LLC
Chambersburg PA
CBHW072210290526
45794CB00004B/1713